ビタミンE
まごわ
やさしい
タミンK
ビタミンA
炭水化
スーパーフード

「食事10割」で体脂肪を燃やす

# オトナ女子のための食べ方図鑑

運動指導者
森 拓郎 著

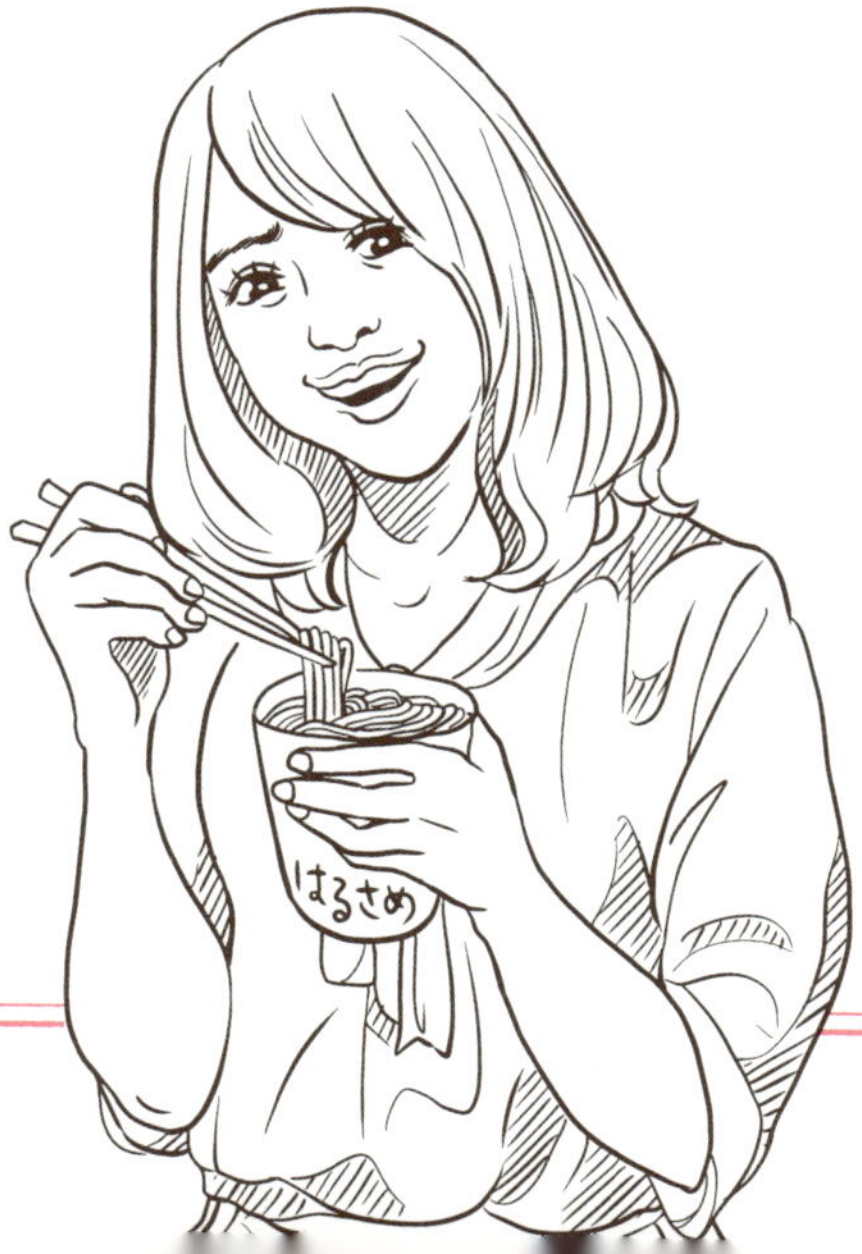


ワニブックス

# 夏が来た。久々に体重計に乗ったら、5kg太ってた。

半袖から出る二の腕は強そうで、
背中の肉が盛り上がってる……。これはまずい。
ごはんは春雨スープやコンニャク麺でカロリーおさえて、
ランニングと半身浴して、なんとか1ヵ月で－3kg戻した。
でも、このあとの2kgが落ちない。
昔はもっと簡単にやせられたのに。

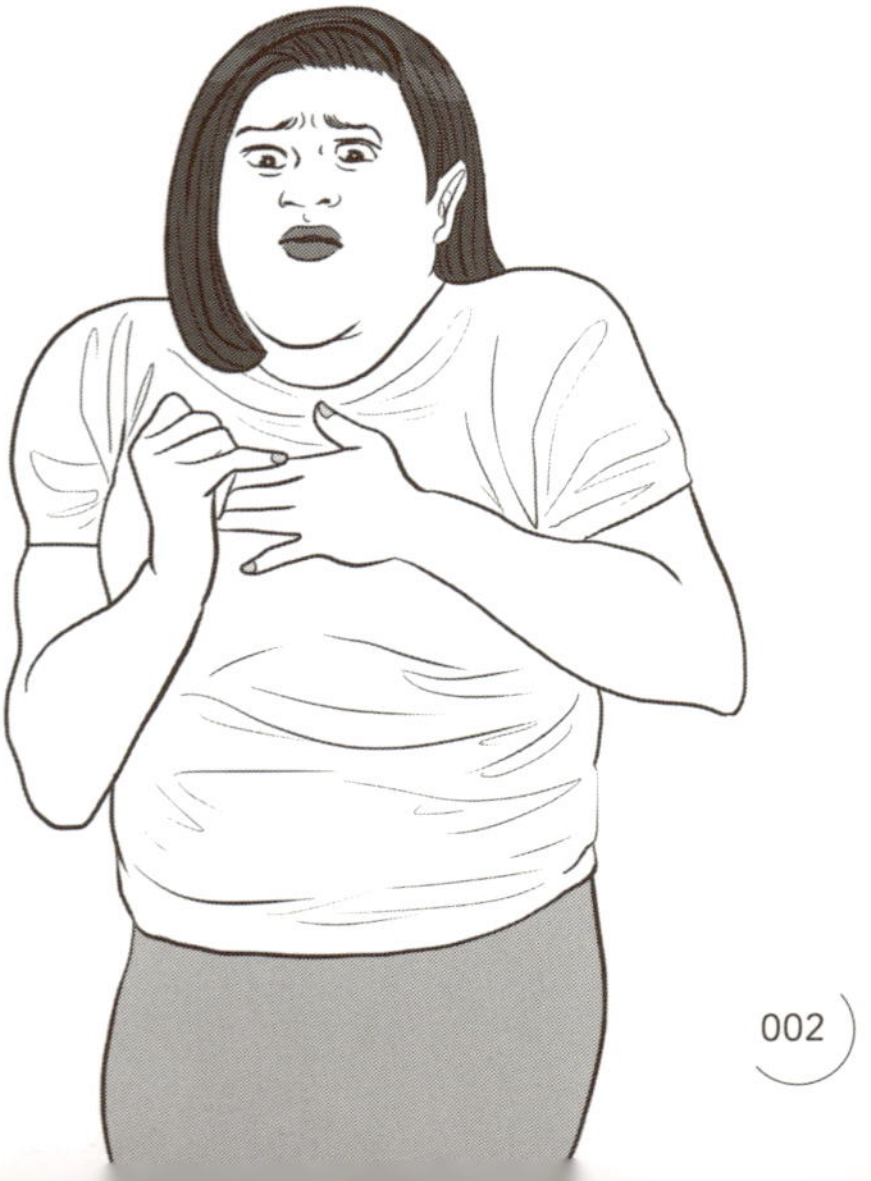

# 森拓の提案

ちょっと待って。

**そのダイエット、一番ヤバイやせ方です。**

「運動で食べたカロリーを上回ればいいんでしょ?」
的なダイエットは、最も非効率的です。
だって、減らしたのは筋肉と水分で、実は脂肪はそのまんま。
そんなやせ方を何度も繰り返すと
そのうち代謝が下がりまくって……

**どんなにダイエットしても、**
**やせない体になっちゃいますよ。**

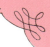

↓なぜかは、次の「はじめに」へ

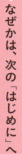

# 体脂肪は食事で燃やす！

ダイエットは女性の永遠のテーマ……とよくいわれます。

多くの人は、太る原因が「食べ過ぎ」であることを理解しているでしょう。にもかかわらず、その埋め合わせとして、運動や極端な食事制限が行われています。

数々の女優やモデルのボディメイクを指導し、そんな彼女たちのようになりたいと願う女性たちも指導してきた私からいわせると**「激しい運動と、有酸素運動を行うダイエットは最悪」**だと断言します。

もちろん、怠けていた結果が肥満なのだとすれば、ダイエットには努力が必要でしょう。しかし、その努力とは、汗水たらしてカロリーを消費することや、食べたい欲を我慢し続けて栄養不足になっていくことではありません。このようなツライことをすることで「頑張っている私、女子力高い」と思っているのであれば、それは今すぐやめるべきです。

「私、感覚派なんだよね」

といわれると聞こえはよいですが、悪くいえば単なる「無計画」な人。テレビや雑誌、人から聞いた話を都合よく解釈している だけの人に非常に多い傾向です。

このような自称感覚派の無計画なダイエットを10～20代に繰り返していると、だんだん年齢を重ねてきてからツケを払うハメになります。**この典型的な例が「隠れ肥満」というタイプの人です。**

実は、日本人は世界からみれば類を見ないやせ型民族で、ぽっちゃり体型といわれる人でも、統計上は標準体型で収まる人がほとんど。体重だけをみれば肥満を心配するような人はほとんどいません。しかし隠れ肥満は、体重は標準以下なのに体脂肪率は標準以上、極端に筋肉の少ない人をいいます。**「運動不足」が原因だと思われている場合もありますが、本当の原因は「食事」にほかなりません。**

多くの女性が行うダイエットでの食事制限は、とにかく摂取カロリーを落とすことと、消費カロリーを増やすことに終始します。知識が少なく、自由に使えるお金も少ない若い女性などは特に、「食べないダイエット」で必要な栄養まで削ります。さらに運動でカロリーを消費しようとするのです。

たんぱく質をはじめ、ビタミン・ミネラルが大事だとわかっていても、運動によってこれらがカロリーと一緒に消費されることを知らない人が多く、ただでさえ足りていない必要な栄養素を制限した上に運動で消費しては、体内は極度の栄養不足を起こすのです。結果、冷え性や貧血、無月経などの問題を引き起こす人が多くいます。

体脂肪は落ちるのですが、同時に筋肉も落ちてしまうのがこの落とし穴。体重だけなら、理想体重になるかもしれませんが、本来の太る原因であった「食習慣」は改善しません。そのため、暴飲暴食でリバウンドしたり、徐々に体重が増えることが多いのです。

**元の体重に戻ったと数字上は思っても、ここでさらに大変なのが、増えた体重のほとんどは体脂肪だけで増えているということ。**落ちた筋肉を取り戻すことなく体重だけ戻ったということは、同じ体重でも体脂肪率は高い状態ということです。

若いうちはそれに気づかず、食事を抜き、たくさん走って汗をかいて体重を落とすという間違ったダイエットを繰り返します。そして、落ちる筋肉がなくなり、30歳を過ぎて年齢的に代謝機能も落ちたところで「なんだかやせても昔と様子が違う」「食事を抜いてもやせられなくなった」と気づき始めるのです。若い頃の栄養不足がひどいと、その後の不妊や更年期障害にも発展しかねません。

**そういう人たちのすべきことが「食事改善」。それこそが正しい方向への努力なのです。**

食事改善とは、食べる量を制限することではありません。必要な栄養素を摂取しながら、不要なエネルギーは摂取しないようにすること。外から食べて得たエネルギーではなく、自分の体脂肪をエネルギーとして使うために必要な材料を積極的に食べることが重要なのです。

「たんぱく質とビタミン・ミネラルが必要なのね。たんぱく質は豆腐、ビタミン・ミネラルはサラダとグリーンスムージー、果物食べてればいいんでしょ」

というのは大間違い。このような安直な考えではなく、どのような食べ物や栄養素が、私たちの代謝を上げるのか、落とすのか、という基礎的な知識を得ることで、普段なんとなく選ぶ食べ物がストレスなく変わってきます。

今回は、そんな迷えるダイエット難民の皆さんの基礎知識をつけるまとめ本として、わかりやすい図鑑を作成しました。本書では、女性によくある間違ったダイエット知識を指摘し、それを改めることで、ダイエットに成功する正しい知識が身につく内容になっています。

「体脂肪は食事で燃やせ！」

「ダイエットのための運動なら、むしろいらない」

今までフワフワしてわかっていなかったことが明確化し、皆さんの今後のダイエットの力になれることを願います。

CONTENTS

メッセージ……2
はじめに……4

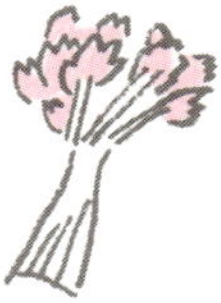

## 第1章 代謝・美養のための食べ方22

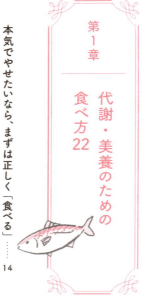

**本気でやせたいなら、まずは正しく「食べる」**……14
メタボ女子のための3大栄養素の基礎知識……16
そもそも「体脂肪を燃やす」ってどういうこと？……18
**野菜を食べても代謝は上がらない**……20
美肌をつくるなら1にたんぱく質、2にオメガ3……22

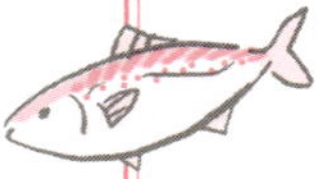

肉と魚を1日「手のひら2枚分」摂る！……24
**パスタ、うどんはオデブの鉄板メニュー**……26
**顔デカ女子はパンがお好き**……28
それでもパンを食べたければハードパンをチョイスせよ！……30
**大好きな「ごはん」とどう付き合うか**……32
肥満ホルモン・インスリンの働き……34
話題の高炭水化物ダイエットを斬る！……36
**グリーンスムージーが糖質スムージーに変身**……38
効率的にたんぱく質を摂取。
プロテイン初心者はこう選ぶ！……40

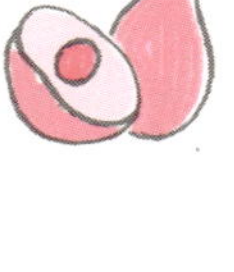

**グラノーラ＝美養食という残念な思い込み**……42
**アサイーは本当にスーパーフードなの？**……44
**酵素ドリンク＝〝元〟酵素ドリンクになっている？**……46
スーパーフードはそこまでスーパーなのか？……48
**野菜ジュースから得られる自己満足感**……50
「マゴワヤサシイ」の賢い取り入れ方……52
**カロリーゼロ飲料の落とし穴**……54
食品のカロリー表示はこうして見る……56
人工甘味料ってどんなもの？……58
**フルーツで美肌はつくれない**……60
朝の果物は全然「金」じゃない！……62
**ミネラルは塩で摂らないと損！**……64
**冷え性、貧血女子は、一生やせられない**……66
**「良質な油」なくして代謝アップは語れない**……68
油脂の種類まるわかり分布図……70
**お手軽な加工食品を食卓から遠ざける**……72

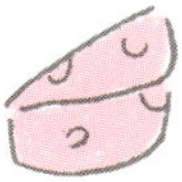

これだけは知っておきたい！
食品ラベルはこうして読む……74
**運動してないのに水を1日2リットルも**
**摂る必要なし**……76
**女子力を高めるビタミンの摂り方**……78
脂溶性ビタミンD・A・K・E……80
**乾燥、シミ、クマにはこの栄養素が効く！**……82
年齢とともに落ちる肌の代謝機能……84
**女子の美髪対策は食事が9割**……86
サラツヤ美髪をつくるための
ヘアサイクルのしくみ……88
**サプリメントとの付き合い方**……90
ダイエット系サプリメントリスト……92
**コラーゲン＆コエンザイムQ10の新見解**……96
DIET COLUMN*01
**肉の摂り過ぎでおならがクサくなる？**……98

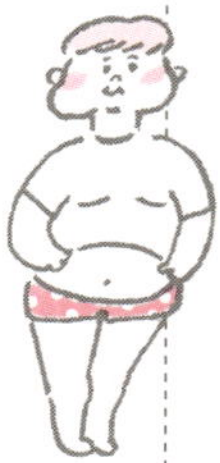

## 第2章

# 代謝・美養のための生活習慣13

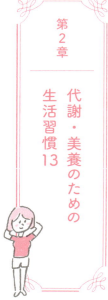

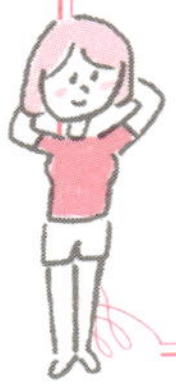


**肥満レベルの把握がスタートライン**……100

BMIで自分の肥満スペックを知る……102

**「体重」ではなく「除脂肪体重」に注目**……104

隠れ肥満はこうしてつくられる！……106

**減量とダイエットは似て非なるもの**……108

消化・吸収・代謝のしくみ……110

**運動でやせようとするのはコスパが悪過ぎる**……112

**セルライトやむくみはエステでしか落とせない？**……114

体重計より正確な「鏡の前で肉つかみ」……116

**正しいオイルケアでガサガサ老化肌と決別**……118

**ミトコンドリアの力を借りてやせ力アップ**……120

ミトコンドリアを活性化させる「HSP温浴」と「温冷浴」……122

**腹ペコタイムは絶好のやせチャンス**……124

脂肪燃焼を助ける「糖新生」を利用……126

**食べ過ぎた翌日の食事コントロール術**……128

**どうしても甘いものをやめられない**……130

**夜型女子は73％太りやすい**……132

**月経サイクルでわかるやせ期と非やせ期**……134

**ツライ肩こりも糖質の摂り過ぎが原因だった**……136

スッキリ小顔をつくる「胸鎖乳突筋エクサ」……138

DIET COLUMN*02

**女子の小顔願望を叶える「小顔矯正」**……140

## 第3章 コレを食べればやせていく！ 食事の選択11


Q ハンバーグとステーキ 食べるならどっち？……142
肉食女子のための肉やせの掟……144
Q ショートケーキとチーズケーキ 食べるならどっち？……146
ケーキを食べるなら、紅茶よりコーヒー……148
Q 温泉卵とゆで卵 食べるならどっち？……150
卵のコレステロールは代謝アップの救世主……152
Q ほうれん草と小松菜 食べるならどっち？……154
Q 納豆と豆乳 摂るならどっち？……156
下半身デブ対策に豆類をカット……158
Q あじの刺身とあじの干物 食べるならどっち？……160
Q プロセスチーズとナチュラルチーズ 食べるならどっち？……162


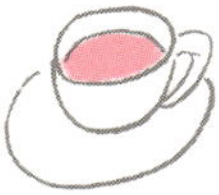

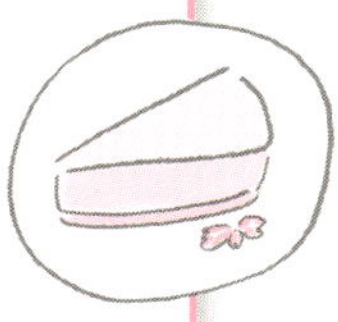


Q 1日3回の少なめごはんと1日2回の普通盛りごはん 選ぶならどっち？……164
和食はベストだが天ぷらはNG……166
Q コンビニの春雨ヌードル＋生野菜サラダと唐揚げ弁当 食べるならどっち？……168
「1日分の野菜が摂れる」ラーメンの真実……170
Q うどんとそば 食べるならどっち？……172
Q 赤ワインと白ワイン 飲むならどっち？……174
酒豪の女はやせやすいのか？……176
DIET COLUMN*03
ダイエットに「頑張り」はいらない……178

フレーバー水は、ジュースと同等と心得よ……198

おわりに……200

索引……204

## 第4章

## 代謝を上げる「美養食」のススメ8

焼き鳥屋に行ったらレバーを頼め！……180

最強栄養食ブロッコリーの食べ方……182

外食するなら焼肉かオイスターバー……184

寿司屋に行ったらシャリ少・カツオ……186

コンビニランチは温玉、サラダチキン、サバ缶……188

コンビニのファットゾーンはここ！……190

完全栄養食「卵」のウマイ摂り方……192

おやつにナッツ！　脂肪の燃焼も促すお助け食材……194

定食屋へ行ったら卵や納豆をプラス……196

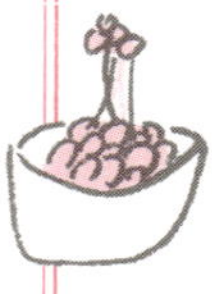

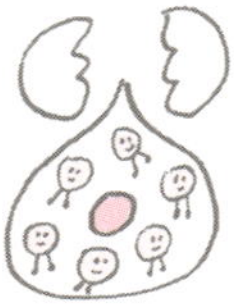

# 第1章

# 代謝・美養のための食べ方22

代謝を上げる、
美養のための食べ方、食べ物を紹介します。
ここに登場するNG女子たちに、
あなたはなっていませんか？

# 本気でやせたいなら、まずは正しく「食べる」

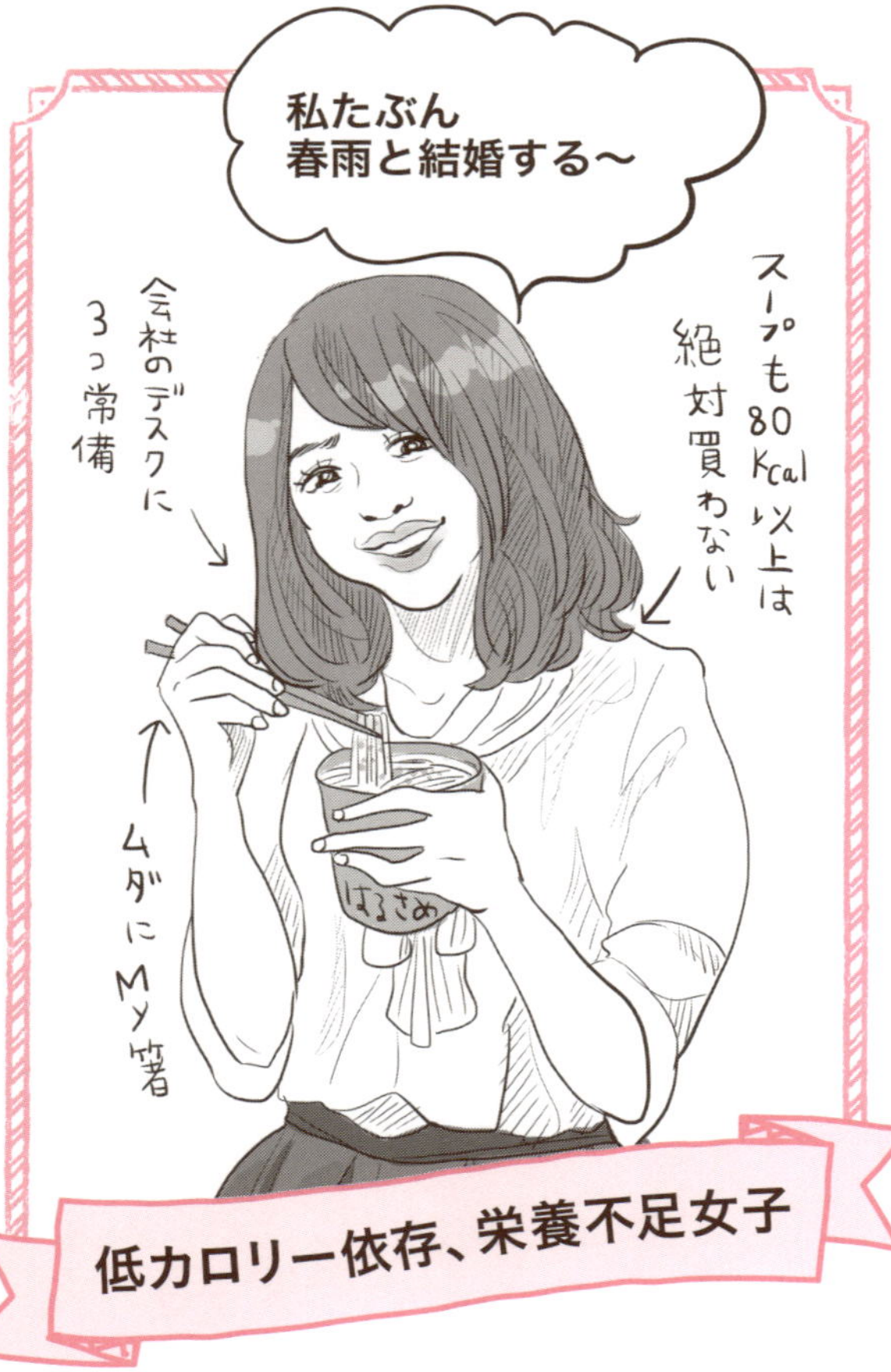
私たぶん
春雨と結婚する～
会社のデスクに
3つ常備
スープも80kcal以上は
絶対買わない
ムダにMy箸
はるさめ

## 低カロリー依存、栄養不足女子

**特徴**

- とにかく食べなければやせると信じている
- 主食はいつでも春雨ヌードル
- 極端なダイエットで冷え性、生理も不順ぎみ

**DATA**

圧倒的に栄養不足

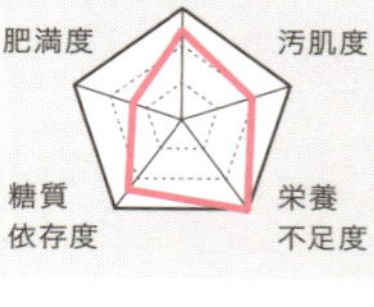

ここを CHANGE

# 栄養不足とカロリー不足から起こる肥満スパイラルから抜け出す

そのワケ 1

## オトナ女子のダイエットに必要なのは代謝力の引き上げ

若いころに比べて、圧倒的な〝やせにくさ〟を痛感しているオトナ女子。低カロリー食品をせっせと選び、ボクサー顔負けのキツイ食事制限にも耐えているのになぜ……。

実は、**その良かれと思って続けた間違いだらけの食生活が、ダイエットの要となる代謝を下げ、恐怖の肥満スパイラルを招いているのです。**加齢とともに落ちる代謝を高めるためには、カロリーを抜くことではなく、代謝に**必要な栄養素で体を満たす**ことが先決です。

そのワケ 2

## 肥満の根源は栄養不足のエネルギー過多

「太るからイヤ！」といってたんぱく質豊富な肉を避け、手にするのは栄養価のない春雨ヌードルやゼロカロリーゼリー……これでは代謝に必要なたんぱく質、脂質、ビタミン、ミネラルといった栄養素が摂れません。

そのくせパンや麺類、お菓子にジュースといったエネルギー源にしかならない糖質の摂取には無頓着。こんな**〝栄養不足のエネルギー過多〟な食事スタイルが代謝を落とし、太りやすくやせにくい体をつくっているのです。**



森拓ダイエット格言 主食を抜いてスイーツを食べる女子の矛盾……

# メタボ女子のための3大栄養素の基礎知識

ザックリまとめると……

- 3大栄養素とは、炭水化物（糖質）・たんぱく質・脂質のことを指し、すべてカロリーが伴う。
- 糖質はエネルギー源にしかならない。たんぱく質は筋肉、脂質は代謝に必要なホルモンの材料にも。
- カレー、パスタなど「糖質×脂質」の組み合わせは、メタボをつくる最短ルート食。

POINT 1

**糖質はエネルギーにしかならない**

たんぱく質は、代謝の要となる筋肉の構成材料になるもの。脂質はエネルギー源になるだけでなく、代謝に必要な各種ホルモンをつくる材料になります。

一方、糖質はエネルギー源にしかなりません。体内で余った糖質は〝贅肉〟になるのみです。

# 3大栄養素

3大栄養素とは、炭水化物（糖質）、たんぱく質、脂質のことです。このうち、体を動かすエネルギーとして使われるのは、主に炭水化物（糖質）と脂質です。

## 炭水化物（糖質）

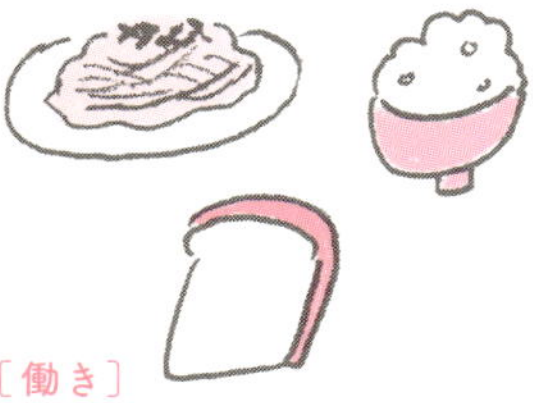

［働き］

体を動かすエネルギーとして使われる。

［含まれている食品］

ごはん、パン、麺類、果物、お菓子、ジュース

## たんぱく質

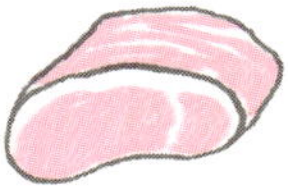

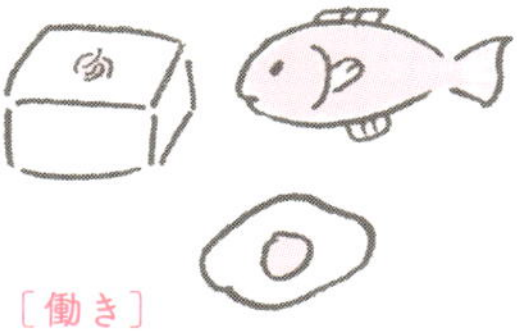

［働き］

筋肉、皮膚、髪、内臓、血液、骨など体の構成要素になる。エネルギー源となる優先度は低い。

［含まれている食品］

肉、魚、卵、大豆製品、乳製品

## 脂質

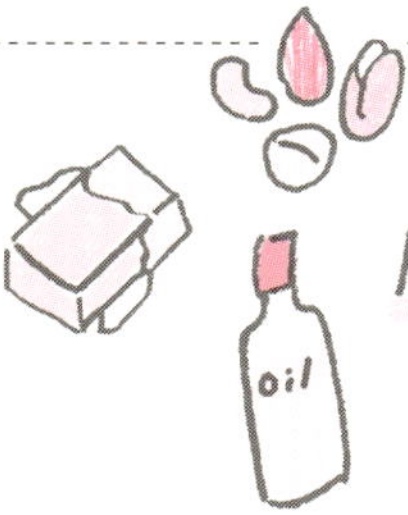


［働き］

体を動かすエネルギーとして使われるほか、代謝に必要な各種ホルモンの材料になる。

［含まれている食品］

肉、魚、卵、油

POINT 2

**贅肉を醸成させる糖質×脂質**

摂り過ぎた糖質は、脂肪細胞に脂肪として抱え込まれます。糖質単品より最悪なのは、カレー、オムライス、パスタなど女子が大好きな「糖質×脂質」の食べ合わせ。肥満をつくる最短ルート食と心得て。

森拓のちょっと一言

**ダイエットに食と栄養の知識は不可欠**

# そもそも「体脂肪を燃やす」ってどういうこと？

ザックリまとめると……

- 体脂肪を効率よく燃やせるのは、脂質をエネルギー源として使う「脂質代謝モード」。
- 糖質を食べ過ぎて「糖質代謝モード」になると、「脂質代謝モード」はストップする。
- 「脂質代謝」を高めたいなら、糖質を抑えながらたんぱく質と脂質を摂る。

POINT 1

**体脂肪を燃やす脂質代謝スイッチ**

3大栄養素のうち、主にエネルギーとして使われるのは糖質と脂質。体脂肪を燃やせるのは、脂質をエネルギー源にしている「脂質代謝モード」のとき。ただし摂り過ぎた糖質が体内にあふれると、「糖質代謝モード」が優勢になり「脂質代謝モード」がストップします。

## 糖質代謝から脂質代謝へ

空腹時は基本的に血糖値が下がっています。このタイミングで糖質を摂ると、体に入ってきた糖質を消費しようとして、「糖質代謝モード」になります。
しかし、この空腹時に糖質以外のたんぱく質や脂質、ビタミンやミネラルを摂ることで、体は脂肪を使う「脂質代謝モード」へと変わるのです。

「お腹が空いた！」といって、おにぎりやパン、引き出しの中に入っているチョコレートなどを口にするのはNG！
体は「糖質代謝モード」に。

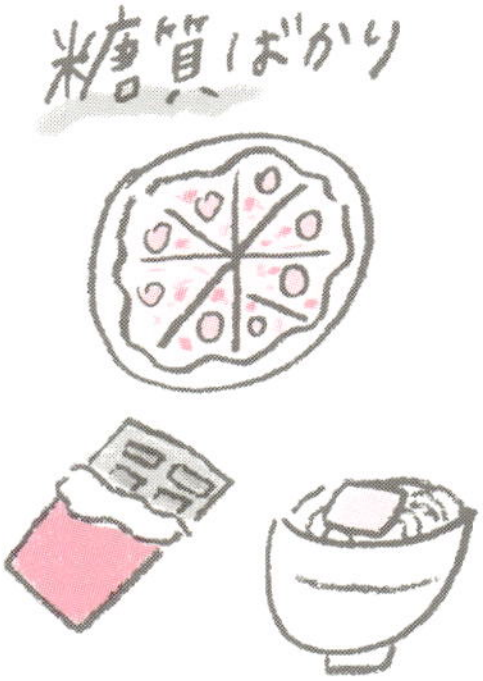


**空腹のときは……**

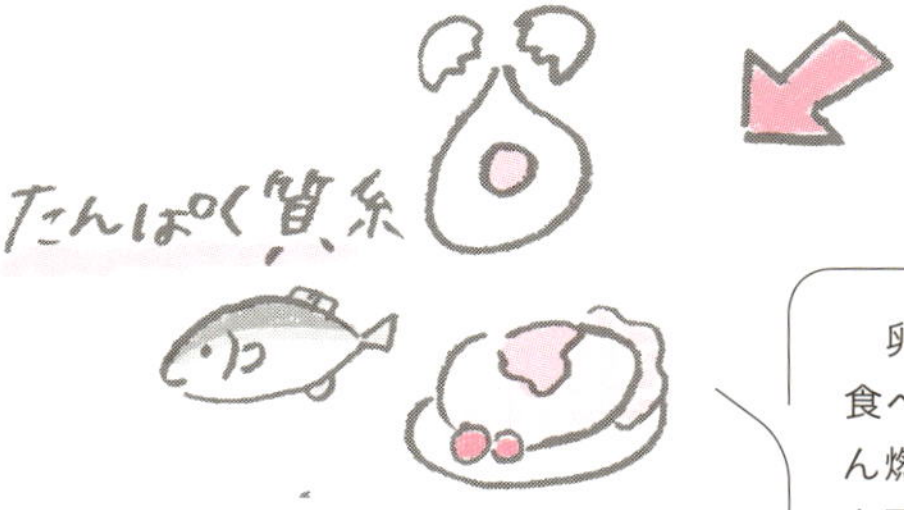


卵や肉、魚などのたんぱく質系に食べるものを替えて、脂肪をどんどん燃やしていく「脂質代謝モード」を目指そう！

**POINT 2 脂質代謝を高める食事とは**

脂質代謝を高めるためには、糖質の摂取を抑えつつ、たんぱく質と脂質を積極的に摂っていくことが不可欠。一方「糖質代謝モード」のとき脂質を一緒に摂ると、糖質と一緒に体脂肪を抱え込むので要注意です。

**森拓のちょっと一言**

**脂肪燃焼のため脂質を摂る必要がある！**

# 野菜を食べても代謝は上がらない

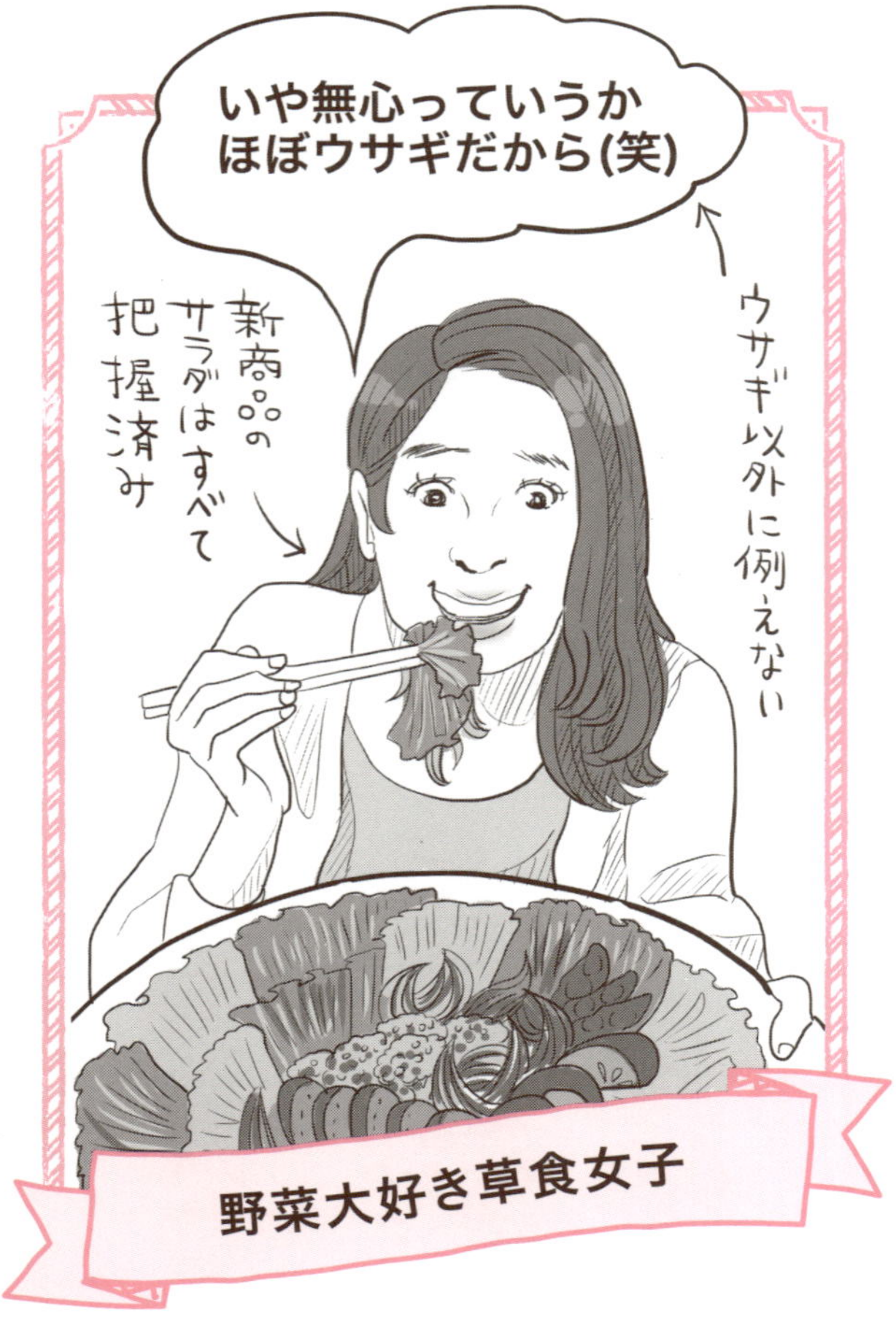
いや無心っていうか
ほぼウサギだから(笑)
新商品のサラダはすべて把握済み
ウサギ以外に例えない
野菜大好き草食女子

特徴

- サラダ専門店にハマり中
- 1日 350 グラムの野菜を死守する
- 食べ順ダイエットを忠実に遂行

DATA

野菜を摂ることがすべて

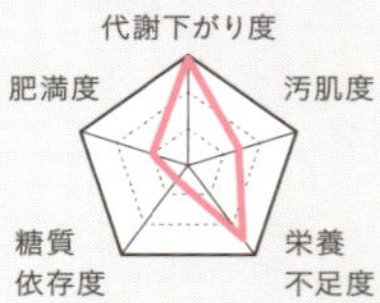

ここを CHANGE

# 優先順位は野菜より断然「肉」。ガッツリ〝肉食女子〟にシフトせよ！

そのワケ 1

## ビタミン、ミネラルを野菜から摂るのは非効率的

サラダや野菜スープでお腹を満たして、代謝アップのキモとなるたんぱく質が豊富な肉を食べる機会を失うとどうなるか。**一時的に体重は減るかもしれませんが、代謝を上げて一生太らない体をつくることは不可能です。**野菜に含まれるビタミン、ミネラルは代謝に必要な補酵素の成分として欠かせませんが、肉・魚・卵など動物性たんぱく質の豊富な食べ物にも入っています。**絶対に野菜から摂らなければいけない理由はありません。**

そのワケ 2

## たんぱく質は代謝の要《かなめ》となる筋肉、肝臓の構成要素になる

たんぱく質は筋肉・臓器などの組織を構成する要素。**基礎代謝の約2割を占める筋肉、3割を占める肝臓は、摂り込んだエネルギー(カロリー)を大量消費します。**たんぱく質の摂取量が減ると、筋肉がどんどん分解され、肝臓の働きも落ち、結果やせにくい体になっていくのです。また、食事を摂った後に上がる代謝**「食事誘発性熱産生」は、3大栄養素の中でたんぱく質がトップ。**たんぱく質が多い食品を摂るだけで、脂肪が燃えやすくなります。



森拓ダイエット格言 ダイエットの主役は肉、野菜はオマケ

# 美肌をつくるなら1にたんぱく質、2にオメガ3

ザックリまとめると……

- たんぱく質は、皮膚、髪、爪などの構成材料になるもの。
- オメガ3とは、DHA・EPA、αリノレン酸といった摂取を心がけるべき脂肪酸。
- オメガ3オイルは、肌の炎症を抑えて皮膚や粘膜の機能を強化する力をもつ。

POINT 1

## たんぱく質不足が老化汚肌の元凶

たんぱく質は体内でアミノ酸に分解され、筋肉や骨、臓器、血液、そして皮膚や髪の毛、爪など体の構成要素をつくる主要成分になります。また、ビタミンやミネラルなどを血中で運搬するのもたんぱく質の役割。美肌のベースとなる肝心要の栄養素なのです。

## たんぱく質、オメガ3を多く含む食べ物

### たんぱく質が多い食品

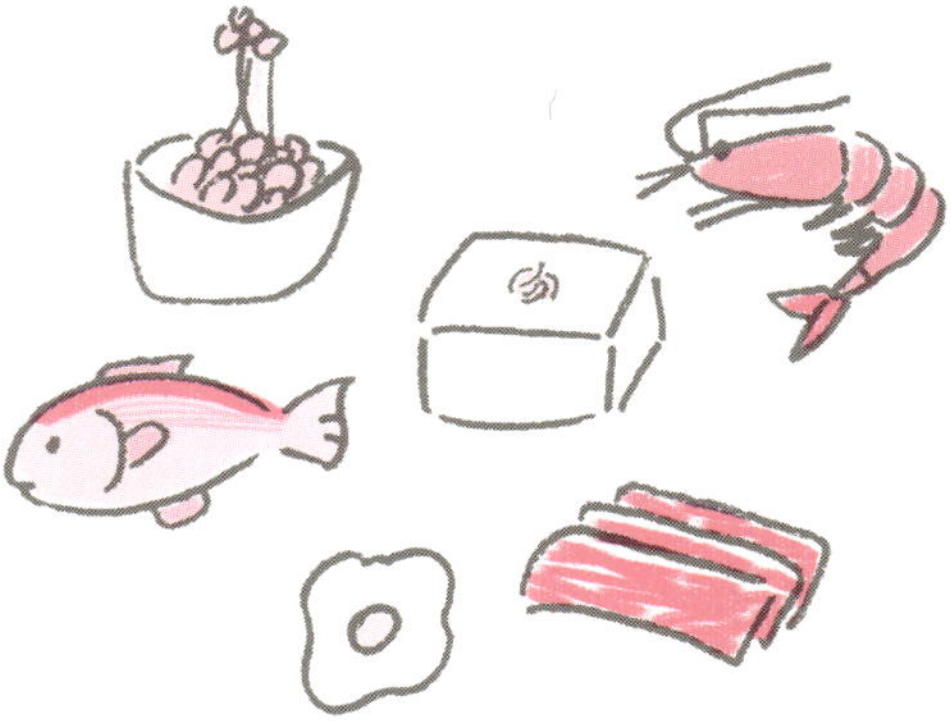

肉、魚、卵や、納豆、豆乳などの大豆製品、乳製品にたんぱく質が多く含まれる。

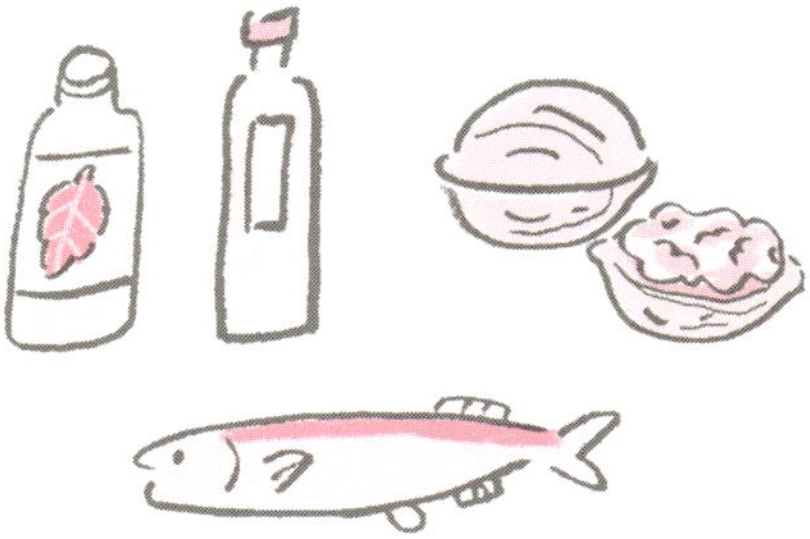

### オメガ3が多い食品

イワシやサバなどの青魚、亜麻仁油、えごま油、くるみにオメガ3が多く含まれる。

**これらの食品が毎食含まれるようにするのがベスト！**

POINT 2

### 抗炎症作用で肌荒れを防ぐオメガ3

オメガ3は、DHA・EPA、αリノレン酸などの脂肪酸のこと。血液をサラサラにして細胞膜を柔らかくし、肌や体の炎症を抑えます。ニキビや赤み、肌荒れを予防するほか、女性ホルモンのバランスを整える働きもある、まさに美養食。

森拓のちょっと一言

オメガ3は体内で生成できないため、食品から補って

# 肉と魚を1日「手のひら2枚分」摂る！

ザックリまとめると……

- たんぱく質摂取量の目安、体重1キロあたり1グラム（1日）は最低ライン。
- 肉、魚介は1日あたり手のひら2枚分（約200グラム）以上の分量を摂る。
- これに卵3個、納豆や豆腐などを2〜3品プラス。動物性・植物性たんぱく質の比率は7：3が理想。

POINT 1

**動物性のたんぱく質を優先的に摂る**

脂質、ビタミン、ミネラルなどの栄養素も豊富に含む動物性たんぱく源は最優先で摂取しましょう。ここで補えない分を、植物性で補完するスタイルが理想的です。動物性が7割、大豆類などの植物性が3割のバランスを目指して。

## １日に摂る量はこのくらい！

1日のたんぱく質量の目安は体重1キロあたり1グラムです。肉や魚100グラムあたり、20グラム程度のたんぱく質が含まれています。

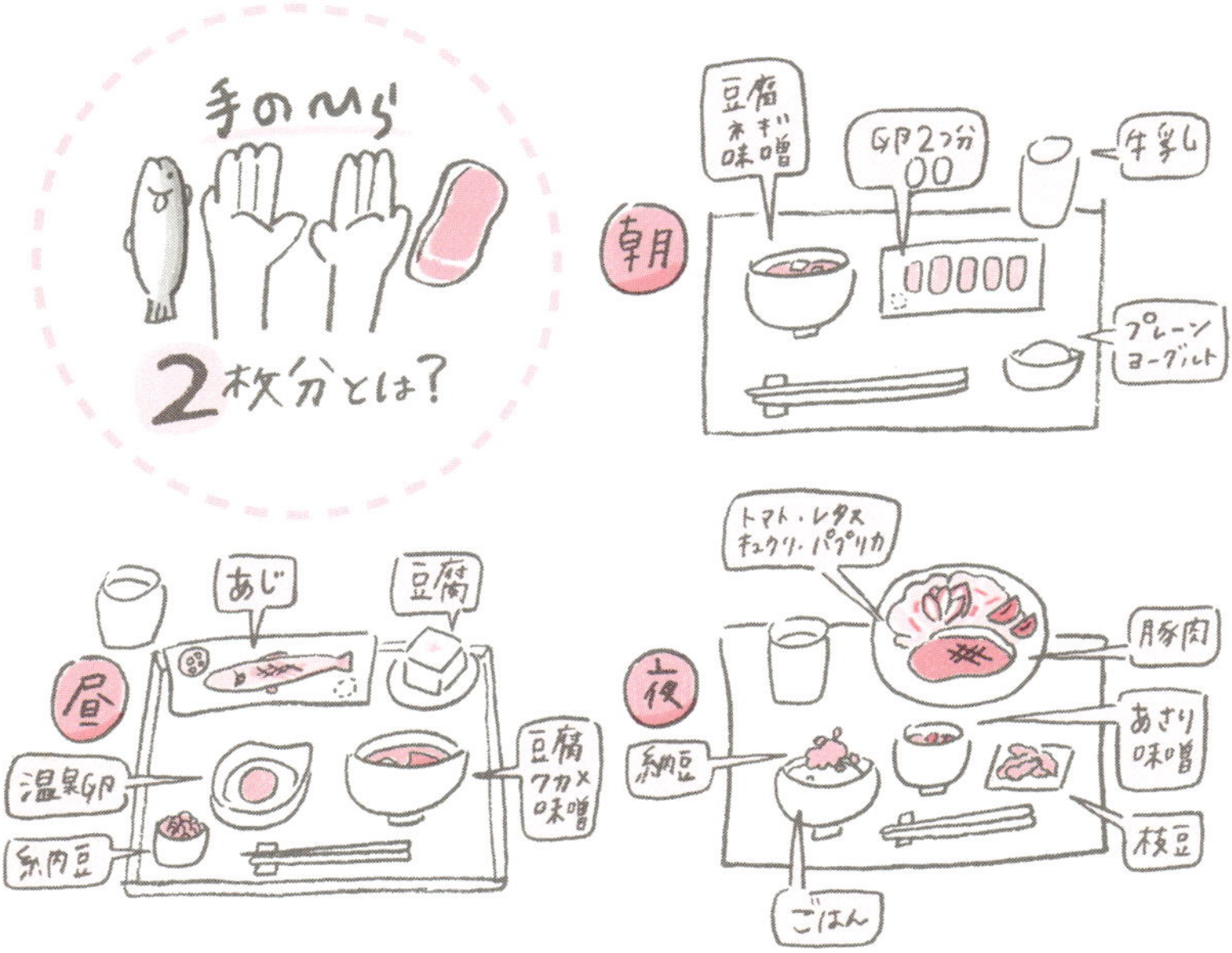


**さらに動物性・植物性たんぱく質の比率が７：３になるようにバランスをとる。**

POINT 2

### たんぱく質の摂取量に上限なし！

成人が１日に最低限必要なたんぱく質量は、50キロの人なら50グラム。代謝アップを狙うならさらにこの上を目指して。2倍の１００グラムを摂取しても摂り過ぎにはなりません。

摂取の目安は、牛・豚・鶏肉・魚介類を１日手のひら2枚分（約２００グラム）以上。２００グラムあたり、40グラム程度のたんぱく質が含まれています。肉や魚の重さ＝たんぱく質の重さではないので要注意。

# パスタ、うどんはオデブの鉄板メニュー

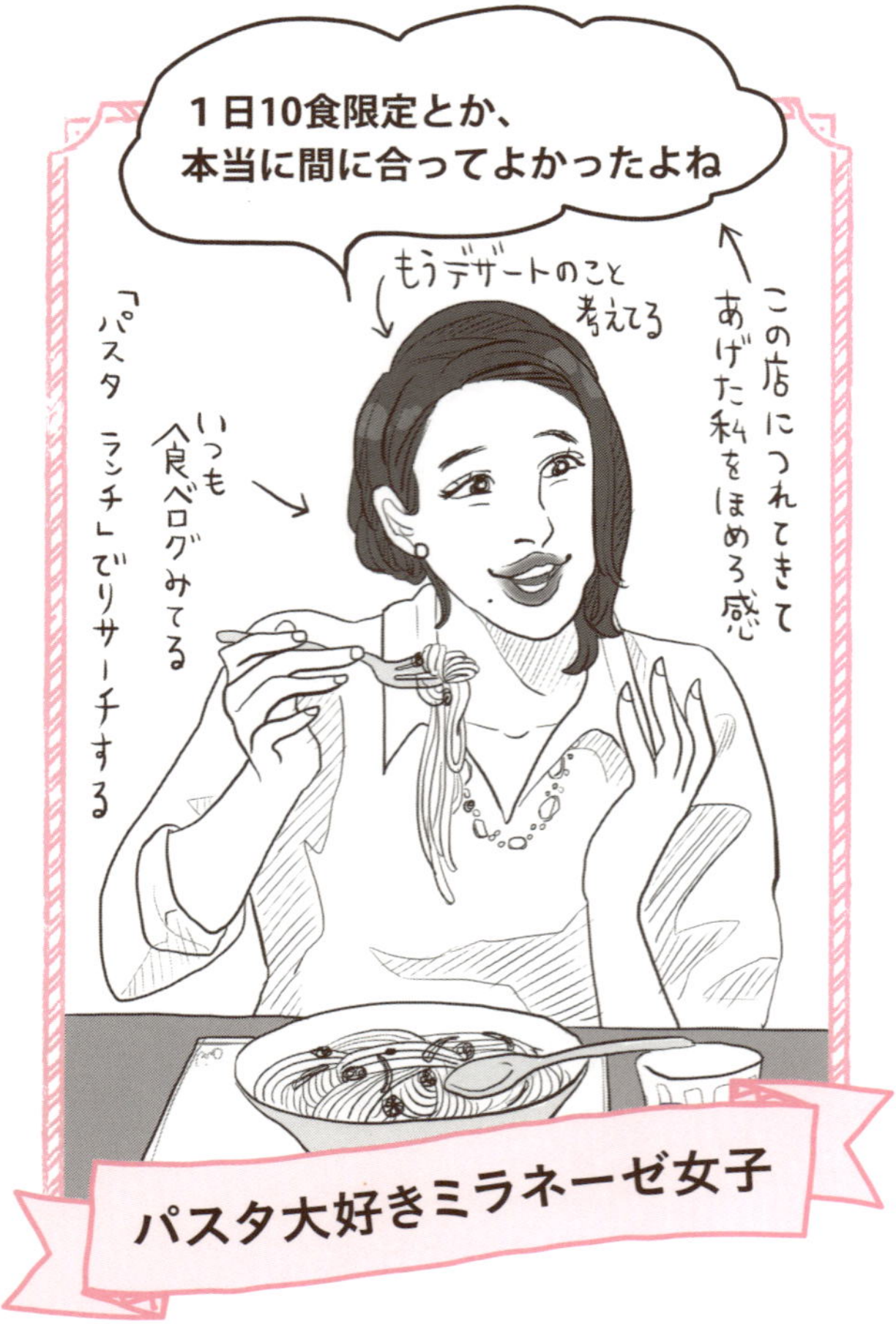
1日10食限定とか、
本当に間に合ってよかったよね
もうデザートのこと考えてる
この店につれてきてあげた私をほめろ感
いつも食べログみてる
「パスタ ランチ」でリサーチする
パスタ大好きミラネーゼ女子

特徴

- ランチや女子会ではイタリアンをチョイス
- 麺類＝ヘルシー食だと信じている
- コンビニのパスタサラダも大好物

DATA

食事は内容よりもオシャレさ

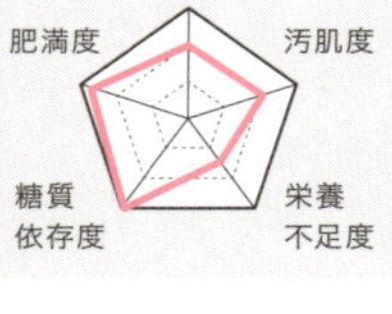

ここをCHANGE

# 小麦＝糖質主体の食べ物。パスタ、うどん、ラーメンは思い切って断捨離

そのワケ 1

## 糖質の塊である小麦はファットフードの王様

パスタ、うどん、ラーメンなど麺類の原料となる**小麦は血糖値をグングン上昇させ、肥満ホルモンであるインスリンをバンバン出しまくる糖質過多食材のひとつ**です。とくに、小麦粉製のパスタに小麦粉製のホワイトソースを絡めた糖質まみれのクリームパスタや糖質×脂質の組み合わせのカルボナーラなどは、最も避けたいメタボ食。小麦主体のパン、ケーキ、ドーナツといったお菓子類も食べる量や機会を極力減らしたいものです。

そのワケ 2

## 小麦に含まれるグルテンが食欲をメキメキアップさせる

シコシコとしたうどんの食感やモチモチとしたパンの弾力性をつくるのが、小麦に含まれるグルテン。グルテンとは、たんぱく質の一種であるグリアジンとグルテニンが絡み合ったものです。

「スナック菓子の袋を開けたら最後。もう止まらない」という経験があるでしょう。**脳に快感を与え、食欲を増進させる働きがあるグルテン**。小麦製品には、必要以上に食べ物を欲してしまいたくなる中毒性があるのです。



森拓ダイエット格言 うどん＋おにぎりセット、ラーメン＋ライスは罪深い食べ物

# 顔デカ女子はパンがお好き

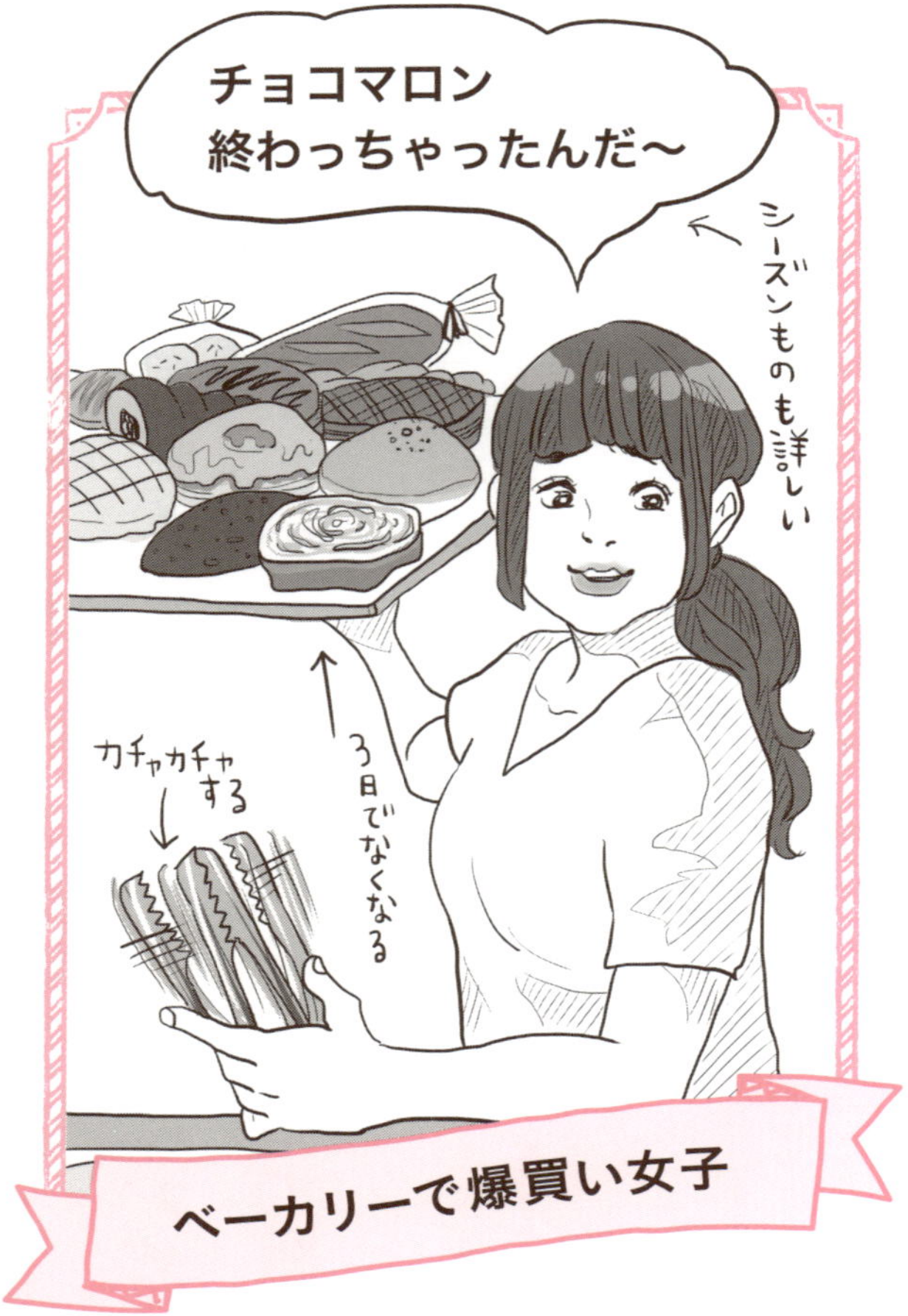


**特徴**

- パン屋では3つ4つ買うのは当たり前
- 菓子パンを食事として常食している
- 典型的な炭水化物太りで、顔がむくんでいる

**DATA**

焼き立てに目がない

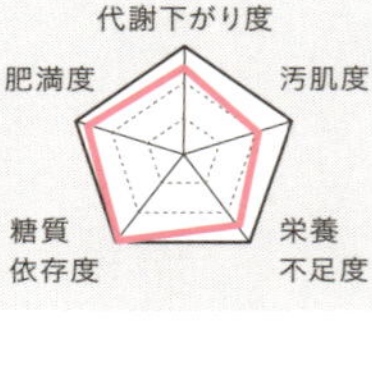

ここを CHANGE

# 糖質×脂質まみれのパンをやめて パンパンむくみ顔を解消

そのワケ 1

## パンの糖質が体内の水分と結びついてムーンフェイスに

毎日「寝起きですか？」というくらい顔が腫れてむくんでいる人は、糖質の摂り過ぎを疑ってください。パン、ごはん、麺類、お菓子などに多く含まれる糖質は、**体脂肪として体に取り込まれるだけでなく、体内で水分と結びついて「むくみ」も引き起こします。**

糖質主体の食べ物を減らすように心がけるだけで、体内の水分が抜けて1〜2キロ落ちる人や、むくみ顔がスッキリして小顔になったという人が後を絶ちません。

そのワケ 2

## パン食の場合、代謝に必要なほかの栄養素を摂りにくい

サンドイッチにカフェオレ。野菜サラダをつければ栄養バランスバッチリ！　こう信じて疑わないパン好き女子がゴロゴロいます。

パン食は、和食に比べて肉や魚、豆類などの動物性・植物性たんぱく質のほか、ビタミン、ミネラルなど代謝に必要な栄養素が不足ぎみになります。とくに**豚肉やうなぎ、豆類などに多く含まれるビタミンB1不足は、むくみ顔に拍車をかけます。**私が選ぶサンドイッチは、たんぱく質が摂れる卵サンド一択です。



森拓ダイエット格言　パンは嗜好品と心得よ！

# それでもパンを食べたければハードパンをチョイスせよ！

ザックリまとめると……

- 固いパンをよく噛んで食べることで、咀嚼回数が増え唾液から〝やせエキス〟IGF－1が出る。
- よく噛んで食べることで消化のスピードがゆるやかになり、食の満足度もアップ。
- 糖質量、脂質量、カロリーともに破壊力が大きい菓子パンは絶対に避ける。

POINT 1

**唾液のやせエキスIGF－I**

唾液に含まれるIGF－Iという成分。これはインスリン様成長因子といって、インスリンと似た作用を起こして血糖値の上昇を抑える働きがあります。体脂肪の燃焼や筋肉アップを助ける成長ホルモンの分泌も促すため、食事はよく噛んで唾液を出すことが大切です。

## 唾液の分泌と満腹中枢

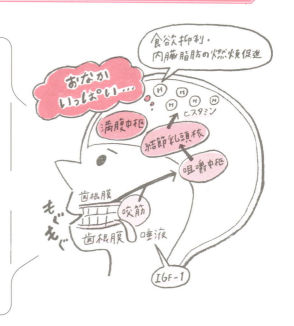

食べ物を噛むことで咀嚼中枢が刺激され、食欲抑制や内臓脂肪の燃焼を促進するヒスタミンが放出されます。つまり、ヒスタミンが増えると「お腹がいっぱい」と脳が感じるのです。

咀嚼すると唾液もたくさん分泌されます。唾液にはIGF-1という成分が含まれ、血糖値の上昇を抑える働きがあります。

### 食事はよく噛んで、唾液をたくさん出そう!

森拓のちょっと一言

**菓子パンは食事ではなくただのおやつ**

POINT 2

**菓子パン好きな人にダイエットは茨の道**

パンの主な材料は小麦、バター、マーガリン、植物性油脂など。さらに菓子パンともなれば、多量の砂糖が投入されています。糖質と脂質の塊であるパンをどうしても食べたいなら、嗜好品と割り切って。

# 大好きな「ごはん」とどう付き合うか

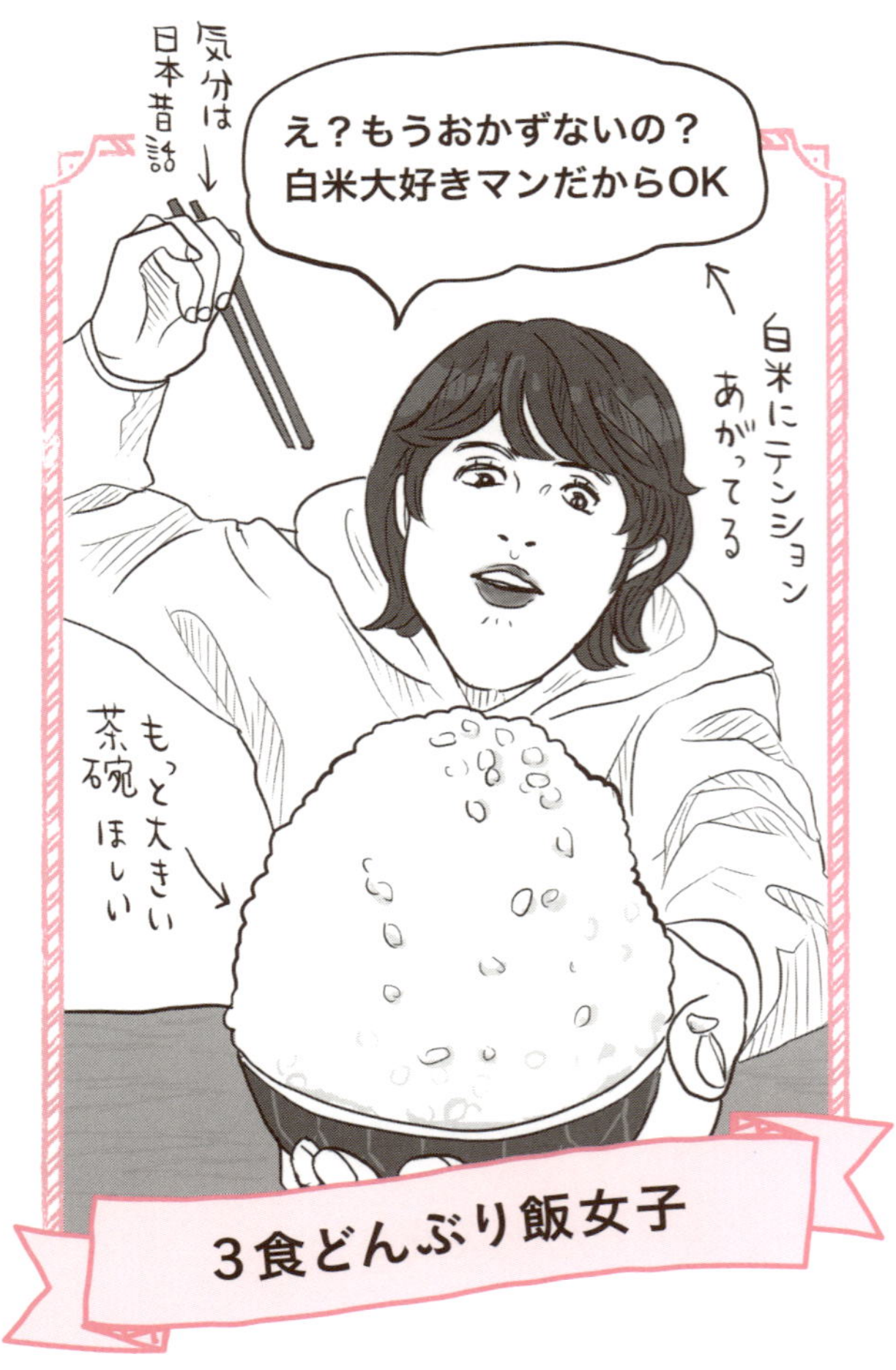
気分は日本昔話
え？もうおかずないの？
白米大好きマンだからOK
白米にテンションあがってる
もっと大きい茶碗ほしい
3食どんぶり飯女子

**特徴**

- 白米を飲むように食べたい
- 手づくり弁当の下段はギュウギュウ詰め白米
- 本人いわく、「高炭水化物ダイエット」

**DATA**

ごはんだけでお腹いっぱい

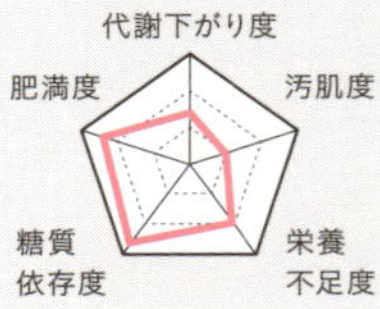

ここを CHANGE

# ごはんを食べるならお茶碗に軽く1杯、80グラムまで

そのワケ 1

## ムリな糖質制限によるリバウンドリスクを避ける

お米、パン、麺類、甘いお菓子などに含まれる糖質の摂り過ぎは、脂肪を溜め込みやすくする肥満の元凶です。

ただ「ごはんが好きすぎてやめられません」という女子から、いきなりお米を取り上げたところで結果は見えています。**3食米抜きというストイックな糖質制限に耐えられず糖質禁断症状に陥り、一気にリバウンド行きです。**

一時的に体重は減るかもしれませんが、〝米断ち〟は長い目でみるとオススメできません。

そのワケ 2

## 1食に摂る糖質の量を20グラム程度に抑える

肥満ホルモン・インスリンは、糖質であるお米を摂った時点で分泌されてしまいますが、打つ手ゼロではありません。ごはんの量を減らすことによって、インスリンが出すぎるリスクを軽減するのです。

そのラインは、**1食80グラム**。これは、お茶碗に軽く1杯、にぎりこぶし1個ぶんくらいの量です。お米80グラムの中に含まれる糖質の量は約20グラム。これを**ゆっくり噛みしめながら味わってください。**



森拓ダイエット格言 玄米や雑穀米でも同じ。食べ過ぎれば贅肉になる

# 肥満ホルモン・インスリンの働き

ザックリまとめると……

- インスリンは、糖質を摂ったときに上がる血糖値を下げるためにすい臓から分泌されるホルモン。
- インスリンが下げた血糖は、体を動かすエネルギーとして肝臓と筋肉に蓄えられる。
- さらに余分な血糖は、脂肪細胞へ蓄積され脂肪となる。これが〝肥満ホルモン〟と呼ばれる理由。

POINT 1

**血糖コントロールを担うインスリン**

食事から摂った糖質は、小腸で吸収された後に血糖（血液中のブドウ糖）として全身に運ばれます。吸収直後は必要以上に血液中に糖があふれ、血糖値が急上昇している状態。このとき、血糖を一定の濃度に保つようにに調整するのがインスリンの役割です。

## インスリンの働き

②血糖値が高くなると、すい臓からインスリンが分泌されます。インスリンは、ブドウ糖が細胞の中へ取り込まれるように、働きかける役割を持ちます。

①食べた物のうち、糖質はブドウ糖となり、血液に移行し、血糖となります。

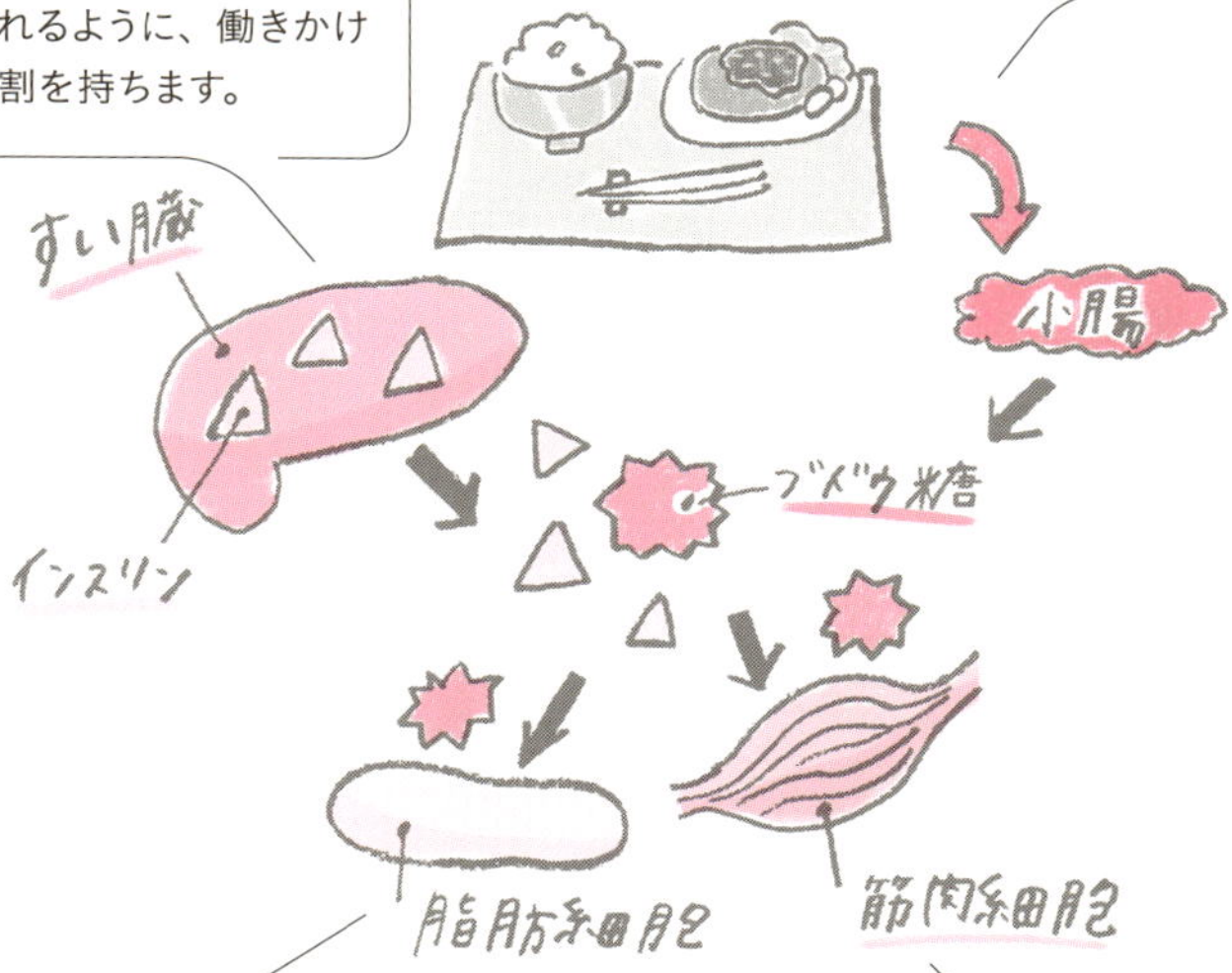


④余ったブドウ糖が中性脂肪として、脂肪細胞に取り込まれます。

③グリコーゲンに変わったブドウ糖は筋肉や肝臓に貯蓄されます。

POINT 2

### 余分な糖質を脂肪細胞にストック

血糖は肝臓や筋肉に優先的に蓄えられますが、日中の活動量や運動量が少ない人であればすぐに満タン状態に。余った血糖の行き着く先は脂肪細胞です。糖質の摂り過ぎは、メタボ女子へまっしぐら！

森拓のちょっと一言

**糖を必要以上に摂ると体脂肪が蓄えられます**

# 話題の高炭水化物ダイエットを斬る！

ザックリまとめると……

- 高炭水化物ダイエットでは、ごはんを毎食1合、味噌汁と少量のおかずを食べる。
- コストを抑えたダイエット。便通改善、咀嚼回数アップ、満腹感を得やすいといったメリットも。
- 和食中心にシフトすることで、デタラメな食生活が改善される。

POINT 1

## 高炭水化物ダイエットとは？

お米を毎食1合に味噌汁、少量のおかずを食べる高炭水化物ダイエット。お米には水分と食物繊維が豊富なので、便通が良くなる、咀嚼回数が増える、満腹感を得られるという利点があります。また、たんぱく質中心のダイエットより、お金がかからないというメリットもあります。

## 高炭水化物ダイエットとは

大量のごはんと少量のおかず、味噌汁というメニューになる高炭水化物ダイエット。メリットとデメリットを確認しておきましょう。

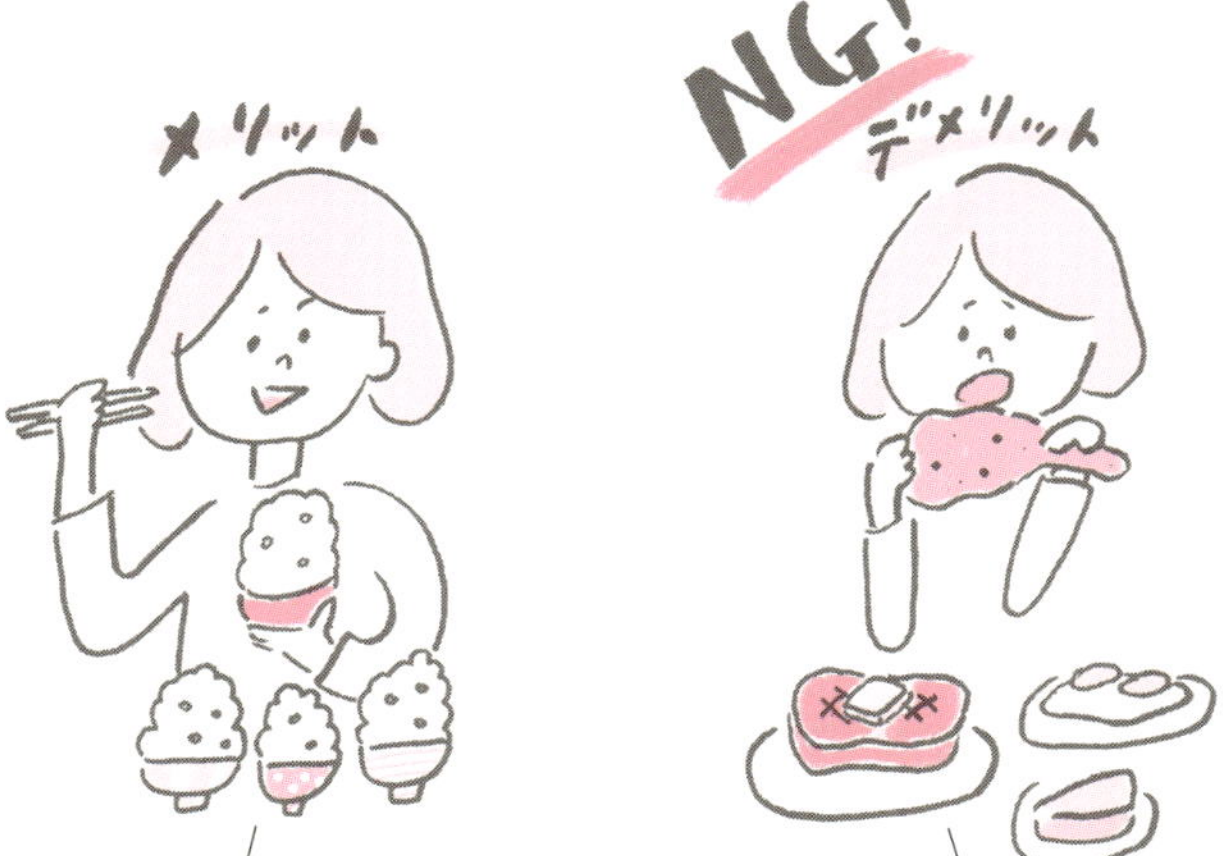


お米が大好きな人にとっては魅力的な方法。お米には水分と食物繊維が豊富なので、便通がよくなる、咀嚼回数が増える、満腹感を得やすいというメリットがあります。

炭水化物（糖質）を摂るのであれば脂質はカットしなければいけません。揚げ物や炒め物の量を減らし、卵や肉などの動物性たんぱく質も控える必要があるため、おかずのバリエーションは減ります。

POINT 2

### お米を食べたからやせるとはいえない

やせた理由はお米を食べたからではなく、これまでデタラメな食生活を送っていた人が和食中心にシフトすることによって、代謝を著しく下げる余計な食品を口に入れる機会が減ったからだと私は考えます。

森拓のちょっと一言

**米中心の食事で食改善ができるなら価値アリ**

# グリーンスムージーが糖質スムージーに変身

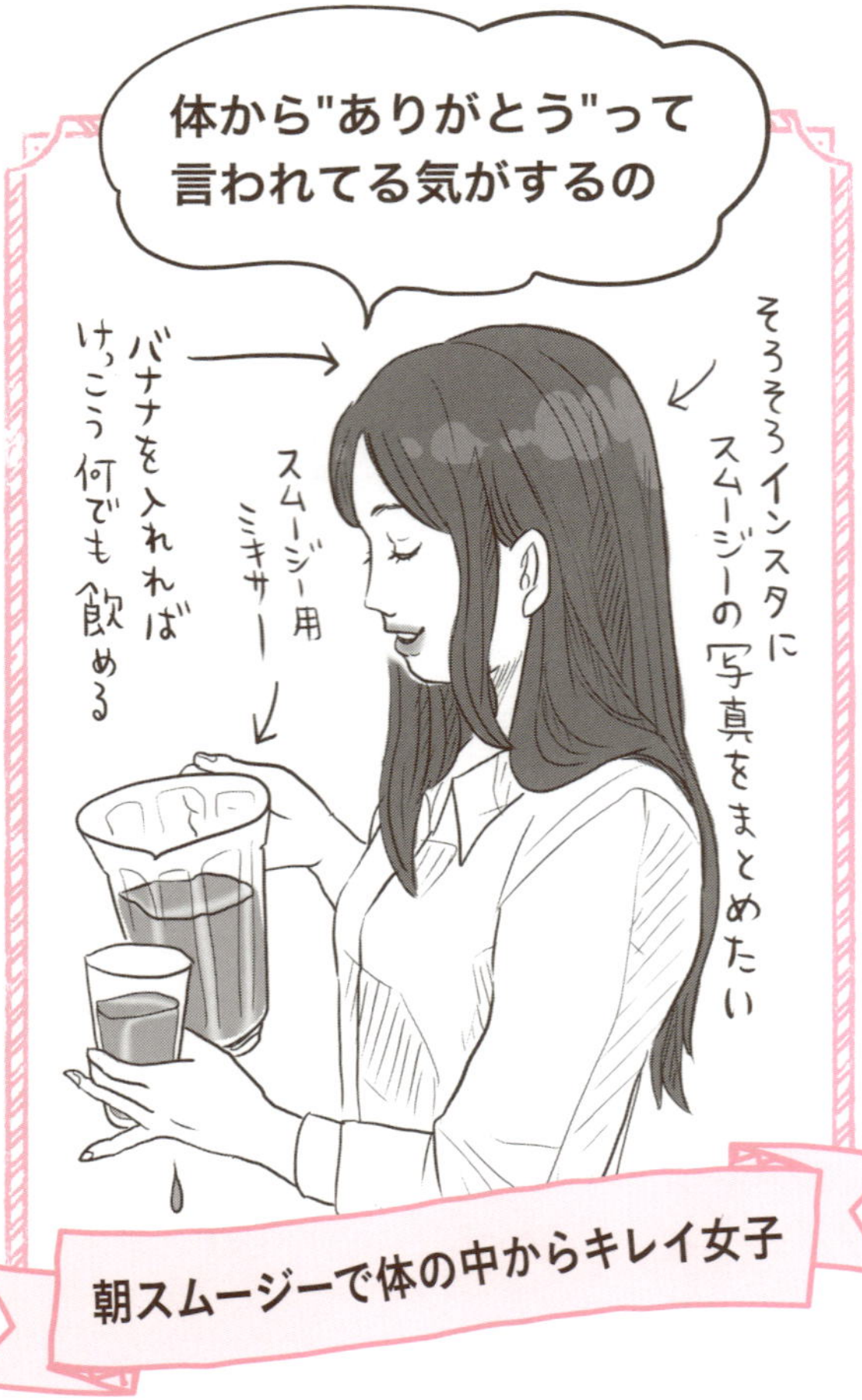
体から"ありがとう"って
言われてる気がするの
そろそろインスタに
スムージーの写真をまとめたい
スムージー用
ミキサー
バナナを入れれば
けっこう何でも飲める

## 朝スムージーで体の中からキレイ女子

**特徴**

- 好きな言葉は「デトックス」
- ジュースクレンズはもちろん経験済
- 葉物は苦いからバナナを多めに投入

**DATA**

スムージーで栄養を摂る

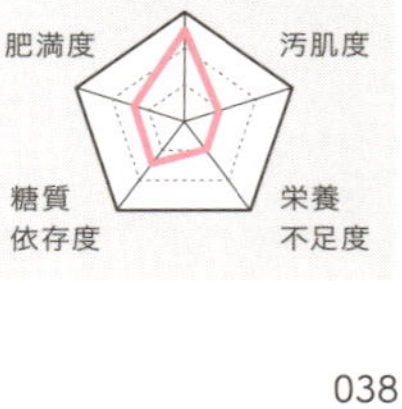

ここを CHANGE

# グリーンスムージーはもはや時代遅れ。本物のキレイ女子はプロテインを飲む！

そのワケ 1

## 葉物は数枚、果物てんこ盛りのスムージーはヘルシーじゃない

グリーンスムージーを朝食代わりに飲んでいる女子が多いと聞きます。野菜だけを入れた苦くて青臭いスムージーなら糖質量も少なく、食物繊維やビタミン、ミネラルを摂れると思いますが、たいていは飲みやすさ重視で**糖質の多い果物を混ぜているはず**です。

たとえば、バナナ１本には約20グラムの糖質があり、これはお茶碗半分の白米に匹敵する量。**緑色をしただけの〝糖質スムージー〟になっていないか、確かめてください。**

そのワケ 2

## たんぱく質を一番効率よく摂れるプロテイン

本気でやせたい、キレイになりたいと願うなら、**糖質まみれのスムージーよりもたんぱく質が主成分のプロテインを飲んだほうがよほど効率的**です。

一昔前はボディビルダー御用達のマッチョな飲み物という見方をされていましたが、私のまわりのキレイ女子はみな、グリーンスムージーからプロテインにシフトしています。**１日１杯プラスオンするだけで、たんぱく質不足が一気に改善されます。**



森拓ダイエット格言 青汁は苦手、グリーンスムージーは好き……という言葉のマジック

# 効率的にたんぱく質を摂取。プロテイン初心者はこう選ぶ！

ザックリまとめると……

- プロテインは栄養補助食品。「飲めばやせる」わけではない。
- パッケージ裏の成分表示表をチェックして、たんぱく質含有量が多いものを選ぶ。
- イヤイヤ飲むよりも、気軽に飲めるようなものを選ぶ。美味しさ重視でもかまわない。

POINT 1

**たんぱく質の含有量が一番肝心**

女性向けのプロテインには、コラーゲンや鉄、ビタミンCなどを入れているものがありますが、そのせいで肝心のたんぱく質の含有量が少なくなっているケースも。付属スプーン2杯（30グラム）で20グラム程度のたんぱく質が摂れるものなら問題ないでしょう。

## プロテインの選び方

プロテインを飲む一番の目的は、たんぱく質の摂取にあります。鉄やビタミンなど、他の栄養素が入るほどたんぱく質含有量が減ってしまいます。何か他の栄養素をプラスしたい場合はプロテインではなく、食事やサプリメントなどで摂るほうがプロテインを効果的に使うことができるでしょう。

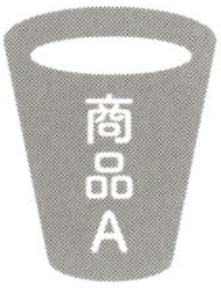


**「たんぱく質」に特化したプロテイン**
**たんぱく質含有率は97.6%**

［1食あたり（25g）の栄養価］
エネルギー：96kcal ／ たんぱく質：23.3g（無水物換算値：24.4g）／ 脂質：0.1g ／ 炭水化物：0.1g ／ ナトリウム：139mg（食塩相当量：0.4g）

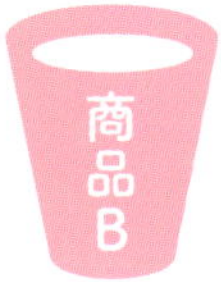


**女性向けのいろいろ配合プロテイン**
**鉄分やビタミンCが含まれている**

［1食あたり（25g）の栄養価］
エネルギー：90kcal ／ たんぱく質：15.1g（無水物換算値：16.2 g）／ 脂質：1.4g ／ 炭水化物：4.3g ／ ナトリウム56mg（食塩相当量：0.1g）／ ビタミンC：200mg ／ 鉄：10mg

POINT 2

**継続してナンボ！飲みやすさを重視**

さまざまな種類のプロテインが販売されていますが、その機能も大事でありながら、一番の目的はたんぱく質を摂取することです。飲むのがイヤイヤになってしまっては、継続は難しいので、まずは自分が続けられる美味しい味を選んだり、色んな味を試したりしても良いでしょう。

森拓のちょっと一言

**プロテインで筋肉ムキムキ？ありえません**

# グラノーラ＝美養食という残念な思い込み

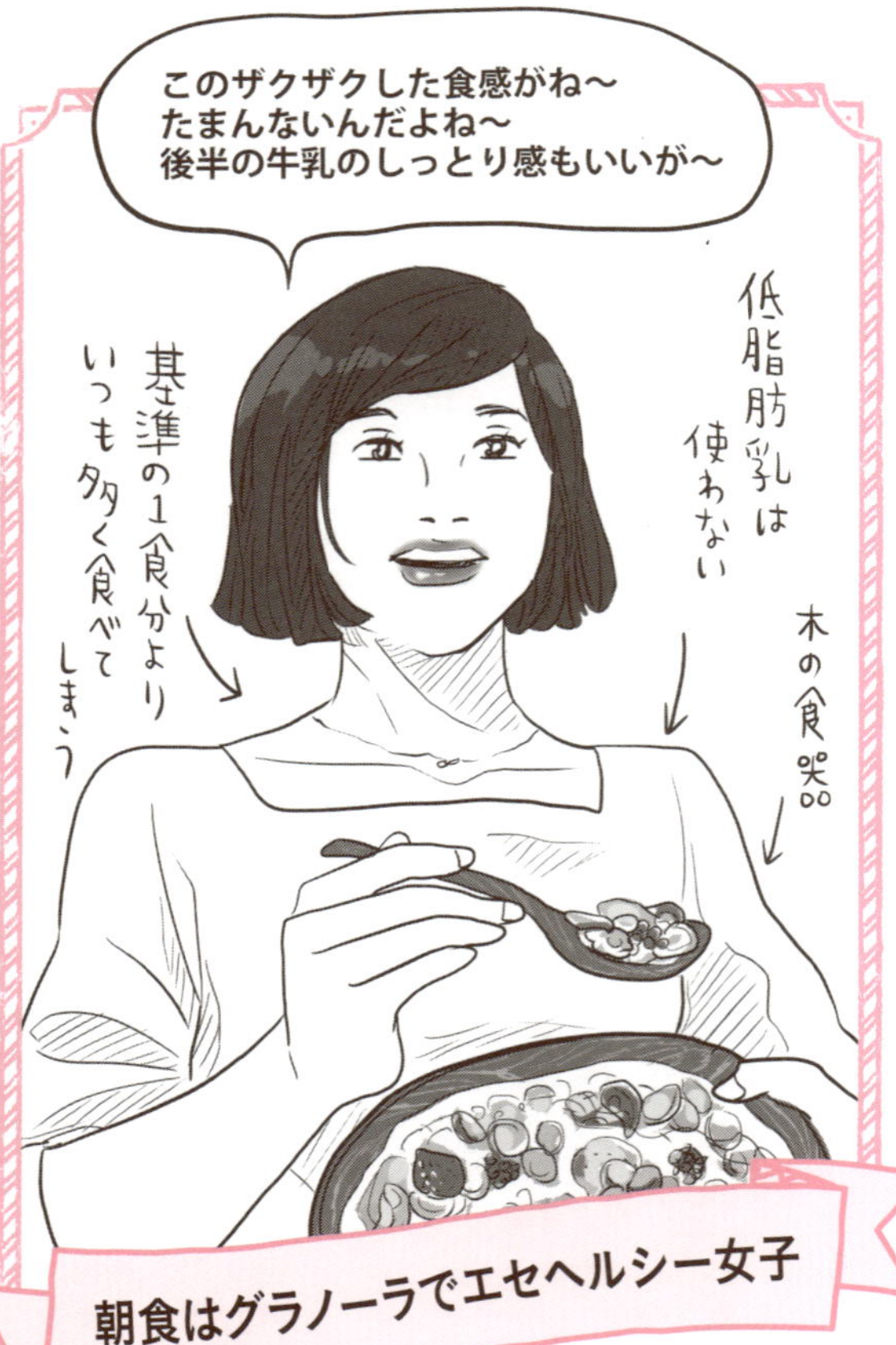
このザクザクした食感がね～
たまんないんだよね～
後半の牛乳のしっとり感もいいが～
低脂肪乳は使わない
基準の1食分よりいつも多く食べてしまう
木の食器

## 朝食はグラノーラでエセヘルシー女子

**特徴**

- 朝はフルーツ＋グラノーラ
- 蜂蜜、メープルシロップがけは基本
- グラノーラ専門店にも頻繁に出没

**DATA**

朝食から甘いもの

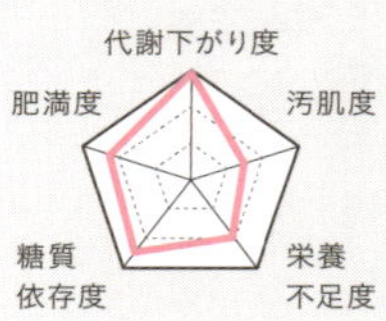

ここを CHANGE

# グラノーラは美味しいデザート。朝からスイーツを食べてやせるわけがない

そのワケ 1

## 植物性油脂と糖質にまみれた エセヘルシー食品

朝食にグラノーラ。何だかグラノーラを食べているだけでキレイになれそうなイメージがしますが、グラノーラの製法と成分を改めて見てみると、**ダイエットや美容とは極めて縁遠い食べ物であることがわかります。**

植物油を混ぜて焼くことでサクサクの食感を出し、蜂蜜やメープルシロップ、砂糖で甘味づけ。グラノーラの栄養価が高いのは、ナッツのおかげです。**栄養を摂りたいなら、ミックスナッツを食べておけば十分でしょう。**

そのワケ 2

## 極めつけは生よりタチが悪い ドライフルーツ

グラノーラに入っているドライフルーツがまたクセモノ。**果物の水分を飛ばしてつくられているため生のフルーツよりも食べやすく、さらに糖質が凝縮されているという欠点**があります。「グラノーラを毎朝食べると便通が良くなるからやめたくない」という人は、**糖質が少なめのものを選ぶか、あるいはオートミールかナッツのみ**にしてみてもいいかもしれません。**「グラノーラ＝甘くて美味しいデザート」**と認識して食べるようにしてください。



森拓ダイエット格言 グラノーラの栄養＝ほぼナッツの栄養

# アサイーは本当にスーパーフードなの？

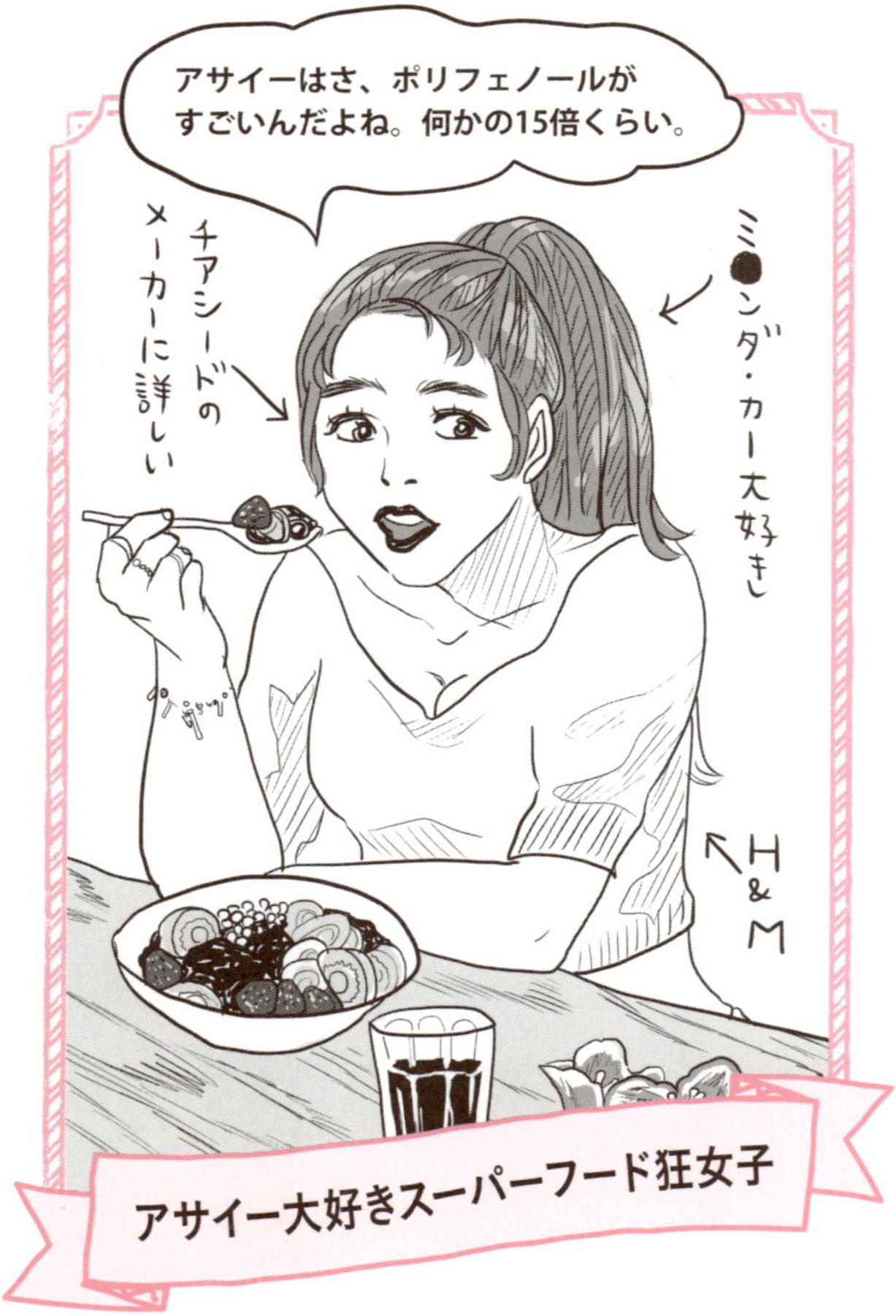
アサイーはさ、ポリフェノールがすごいんだよね。何かの15倍くらい。
ミ[redacted]ンダ・カー大好き
チアシードのメーカーに詳しい
H&M
アサイー大好きスーパーフード狂女子

**特徴**

- スーパーフードと名のつく食品に目がない
- アサイーの成分のことはよく知らない
- 好きな言葉は「オーガニックライフ」

**DATA**

新しいものに手が出る

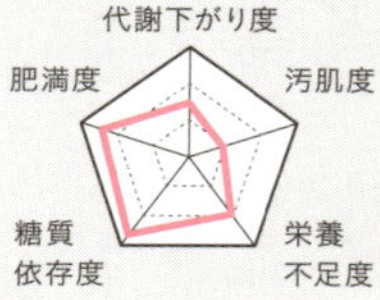

ここを CHANCE

# アサイーボウルにアサイージュース、アサイーの加工度に注目してみる！

そのワケ 1

## アサイーの抗酸化作用を打ち消す糖質どっさりアサイーボウル

「アマゾンが生んだスーパーフード」と冠されるアサイー。**アサイー自体はポリフェノールを含む抗酸化作用に優れた食品**です。

ただ、大人気のアサイーボウルの材料になるアサイーピューレには本来は全く味がありません。飲食店などで出されるのは、このピューレにグラノーラやフルーツ、蜂蜜などをたっぷりかけて味気なさをカバーしたもの。**アサイーの抗酸化作用をすっかり打ち消してしまうほどの糖質が使われているのです。**

そのワケ 2

## アサイーレスな市販のアサイージュース

アサイー人気に乗っかって、コンビニなどでも普通に見かけるようになったアサイージュース。これらの原材料表示をよく見てみると、**添加されているブドウやパイナップルの果汁がアサイーの量を上回っていたり、あげくブルーベリーと砂糖で構成されているものまで……。**

アサイー自体は甘味がなくほとんど糖質を含みませんが、加工の過程で栄養素の少ない**糖質ジュースと化している可能性は高いです。**



森拓ダイエット格言 流行りモノに安易に乗っからない

# 酵素ドリンク＝〝元〟酵素ドリンクになっている？

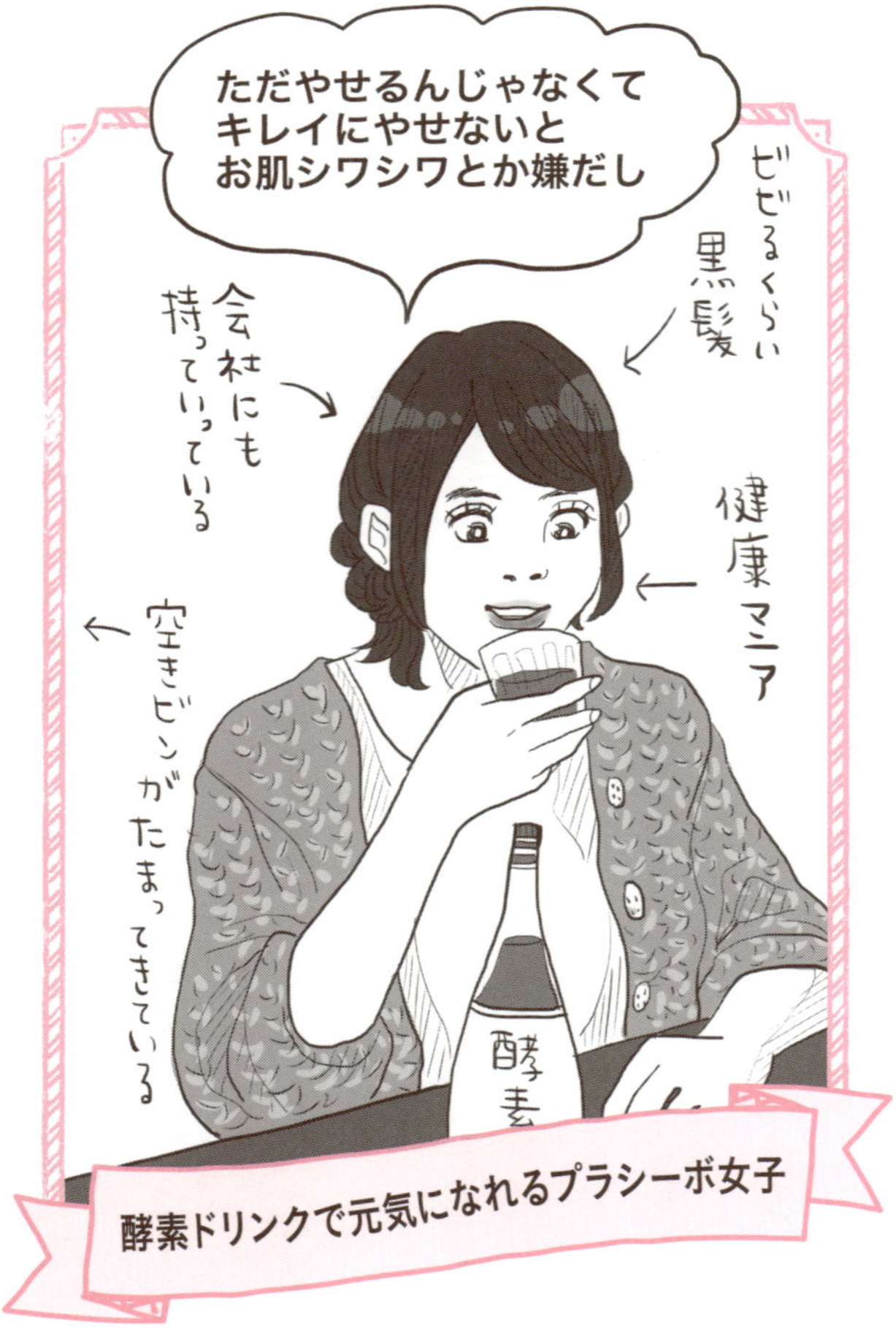
ただやせるんじゃなくて
キレイにやせないと
お肌シワシワとか嫌だし
ビビるくらい黒髪
会社にも持っていっている
健康マニア
空きビンがたまってきている
酵素

**酵素ドリンクで元気になれるプラシーボ女子**

### 特徴

- 酵素ジュースや酵素サプリ系はほぼ制覇
- 酵素ドリンクを飲むのを忘れると体がダルイ
- 実は酵素のことをよくわかっていない

### DATA

栄養素の名前に弱い

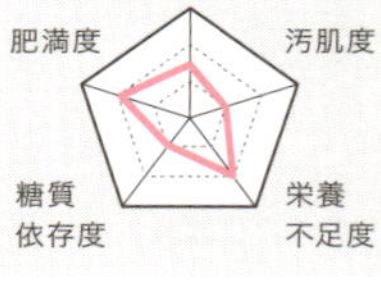

ここを CHANGE

# 酵素ドリンクは酵素と似て非なるもの。いくら飲んでもやせることはない！

そのワケ 1

## 酵素の摂取でやせるという根拠はどこにもない

どこまで続くのか、この酵素ブーム。酵素は私たちの生命活動に不可欠なもので、酵素の働きが悪くなれば代謝が落ちてしまうという見解に間違いはありません。

酵素には「体内酵素」と「食物酵素」があり、市販の酵素ドリンクに含まれているのは後者だといわれています。ただし、**食物酵素を摂取したからといって体内酵素が増えたり活性化するという根拠は、実はまだどこにも示されていないのです。**

そのワケ 2

## 60℃以上の加熱で酵素は完全に失活して〝元〟酵素ドリンクに

市販の酵素ドリンクを愛飲している方に悲報です。日本の食品衛生法では、市販の飲料は80℃以上の殺菌加熱が義務づけられています。しかし、酵素栄養学でいわれている一般的な仮説によれば、**酵素は40℃以上で失活し始め、60℃の時点で完全失活してしまうのだとか。**

つまり、酵素発酵して製造された事実は間違いないですが、実は出荷前には……というのが真相なのです。

# スーパーフードはそこまでスーパーなのか？

ザックリまとめると……

- スーパーフードは体に良いが、スーパーフードでないと摂れない栄養素は実はあまりない。
- 一般的な「スーパーフード」は、コストパフォーマンスが著しく悪い。
- 卵、レバー、発酵大豆、サバ、アーモンド、アボカド、チーズは手頃な〝超〟スーパーフード。

POINT 1

## スーパーフードはコスパが悪い

スーパーフードとは、栄養成分を突出して多く含む食べ物のこと。体に良いのはもちろんですが、スーパーフードでないと摂れない栄養素はありあまりません。基本的にコスパが悪く、味が美味しいわけでもなく、必ず食べないといけないものか……と聞かれると首をかしげます。

## 身近に摂れる！　スーパーフード

一般的に「スーパーフード」といわれているのは、アサイーだったり、チアシードだったり……。確かに栄養価が高く、体に良いのは間違いないものですが、これらよりももっと身近で手軽に摂れるスーパーフードがあります。

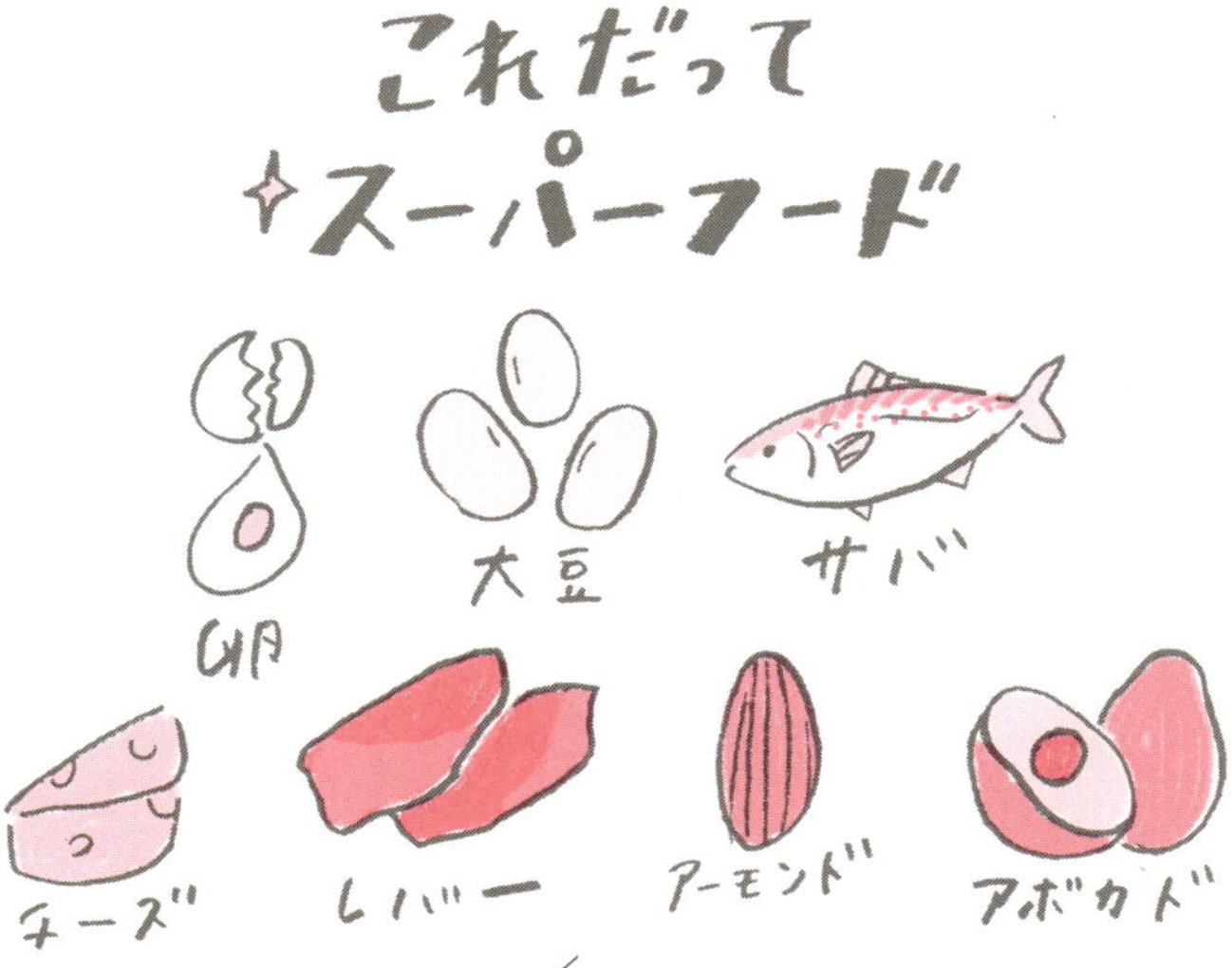


どれもすぐに、スーパーマーケットやコンビニで手に入れることができます。また、お財布にもやさしい食材です。

POINT 2
### 卵、レバーは身近なスーパーフード

スーパーフードを血眼になって探さずとも、栄養価に優れた食品が身近にあります。完全食といわれる卵、ビタミン・ミネラルの栄養価や鉄の量がズバ抜けて高いレバーなどはその代表格。納豆や味噌などの発酵した大豆、サバ、アーモンド、アボカド、チーズもオススメ。

森拓のちょっと一言

「スーパーフード」という響きがいいんでしょうね

# 野菜ジュースから得られる自己満足感

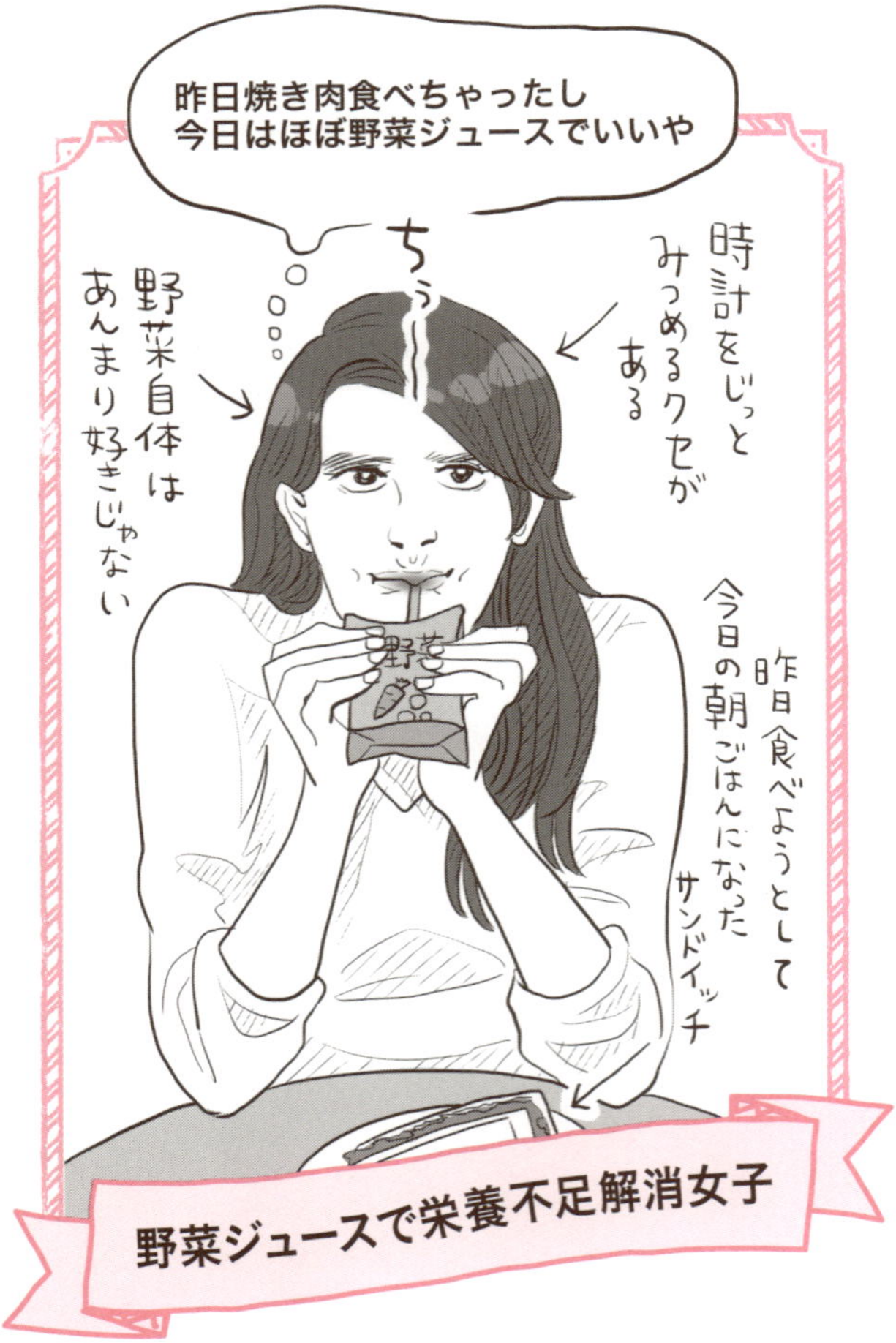
昨日焼き肉食べちゃったし
今日はほぼ野菜ジュースでいいや
ちぅ
時計をじっとみつめるクセがある
野菜自体はあんまり好きじゃない
昨日食べようとして今日の朝ごはんになったサンドイッチ
野菜
野菜ジュースで栄養不足解消女子

**特徴**

- ビタミン、ミネラルを野菜ジュースで補完
- 野菜嫌い、不規則、一人暮らし
- 前日のドカ食いを野菜ジュースで帳尻合わせ

**DATA**

生の野菜はどれも嫌い

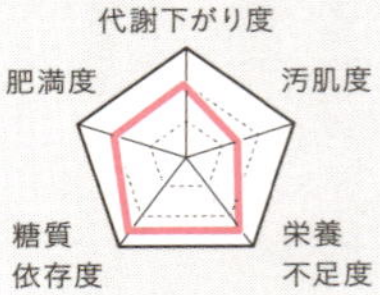

ここを CHANGE

# 朝の野菜ジュースをやめて「マゴワヤサシイ」味噌汁を

そのワケ 1

## 栄養価も食の満足度も圧勝の「マゴワヤサシイ」

「栄養バランスのために」と糖質過多の果物多め野菜ジュースをつくったり、買ったりしている女子は少なくないでしょう。ジュースはその飲みやすさからどうしても摂取量が多くなり、**糖質の吸収を早めるほか、咀嚼がないために食の満足度が低くなりがち**です。

ジュースをつくる時間があるなら、日本に昔からある食材**「マゴワヤサシイ」を使った、具だくさん味噌汁**をつくりましょう。同じ手間で何倍もの価値を得られますよ。

そのワケ 2

## 「マゴワヤサシイ」は低カロリー＆栄養豊富なオイシイ食材

「マゴワヤサシイ」は、低カロリーであるにもかかわらず代謝をサポートする栄養素を豊富に含む食品です。**マは豆類、ゴはゴマなどの種子類、ワはワカメなどの海藻類、ヤは緑黄色野菜、サは魚、シはしいたけなどのキノコ類、イはいも類を指します。**

マとサはたんぱく質。ゴは良質な脂質。ワはビタミン、ミネラル、水溶性食物繊維。シも水溶性食物繊維。イは食物繊維を多く含む食品です。



森拓ダイエット格言 野菜ジュースは野菜の代わりにはならない

# 「マゴワヤサシイ」の賢い取り入れ方

ザックリまとめると……

- 低カロリーであるにもかかわらず、代謝をサポートする栄養素を豊富に含む優良食品。
- しかし、あくまで優先順位は肉・魚・卵などの動物性たんぱく質と心得よ。
- やせたいからといって、「ヤ」（野菜）で食事のカサマシをするのは厳禁。

POINT 1

### 「マゴワヤサシイ」が最優先ではない

「マゴワヤサシイ」は代謝アップを手助けするほか、食のバリエーションを増やしてくれるダイエットの味方。積極的に摂ってもOKですが、あくまで主役は代謝アップの柱となる肉・魚・卵といった動物性たんぱく質だということを忘れないでください。

## 「マゴワヤサシイ」とは？

代謝を上げるために摂りたい食材を総称したものが「マゴワヤサシイ」です。これらを積極的に摂り、糖質や加工食品を減らしましょう。

| | | | |
|---|---|---|---|
| マ | 豆製品 | 味噌、納豆、豆腐、大豆、小豆、湯葉、豆乳など。 | 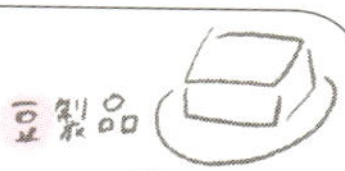 |
| ゴ | ゴマ | ゴマなどの種子類。ナッツ、くるみ、アーモンドなど。 | 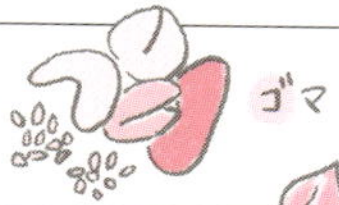 |
| ワ | ワカメ | ワカメ、ひじき、昆布、もずく、のり、寒天などの海藻類。 | 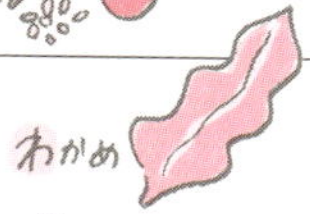 |
| ヤ | 野菜 | 野菜類。淡色野菜よりも緑黄色野菜を中心に摂る。 | 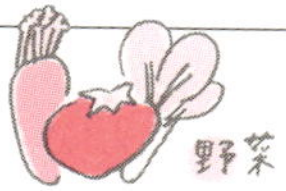 |
| サ | 魚 | 小魚や青背魚を中心に摂る。EPAやDHAが豊富に含まれている。 | 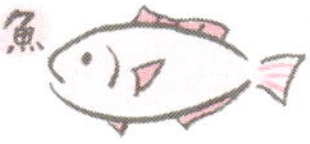 |
| シ | しいたけ | しいたけ、舞茸、エリンギ、きくらげ、えのきなどのキノコ類。 | 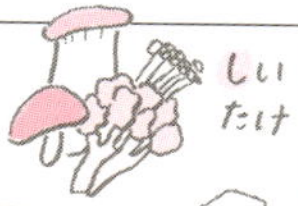 |
| イ | いも類 | さといも、さつまいも、やまいもなどのいも類。 | 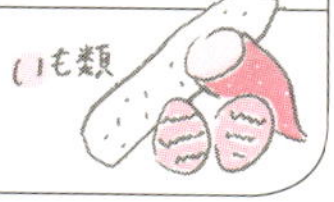 |

POINT 2

**ワヤシを優先しても代謝は上がらない**

海藻、野菜、きのこ類にはビタミンやミネラルなど有用な栄養素が含まれていますが、「低カロリーだから」とこれらの食品で料理をカサマシするのは厳禁。一時的に体重は落ちても、代謝を上げることはできません。

森拓のちょっと一言

**マゴワヤサシイを優先するのはナンセンス！**

# カロリーゼロ飲料の落とし穴

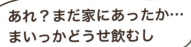

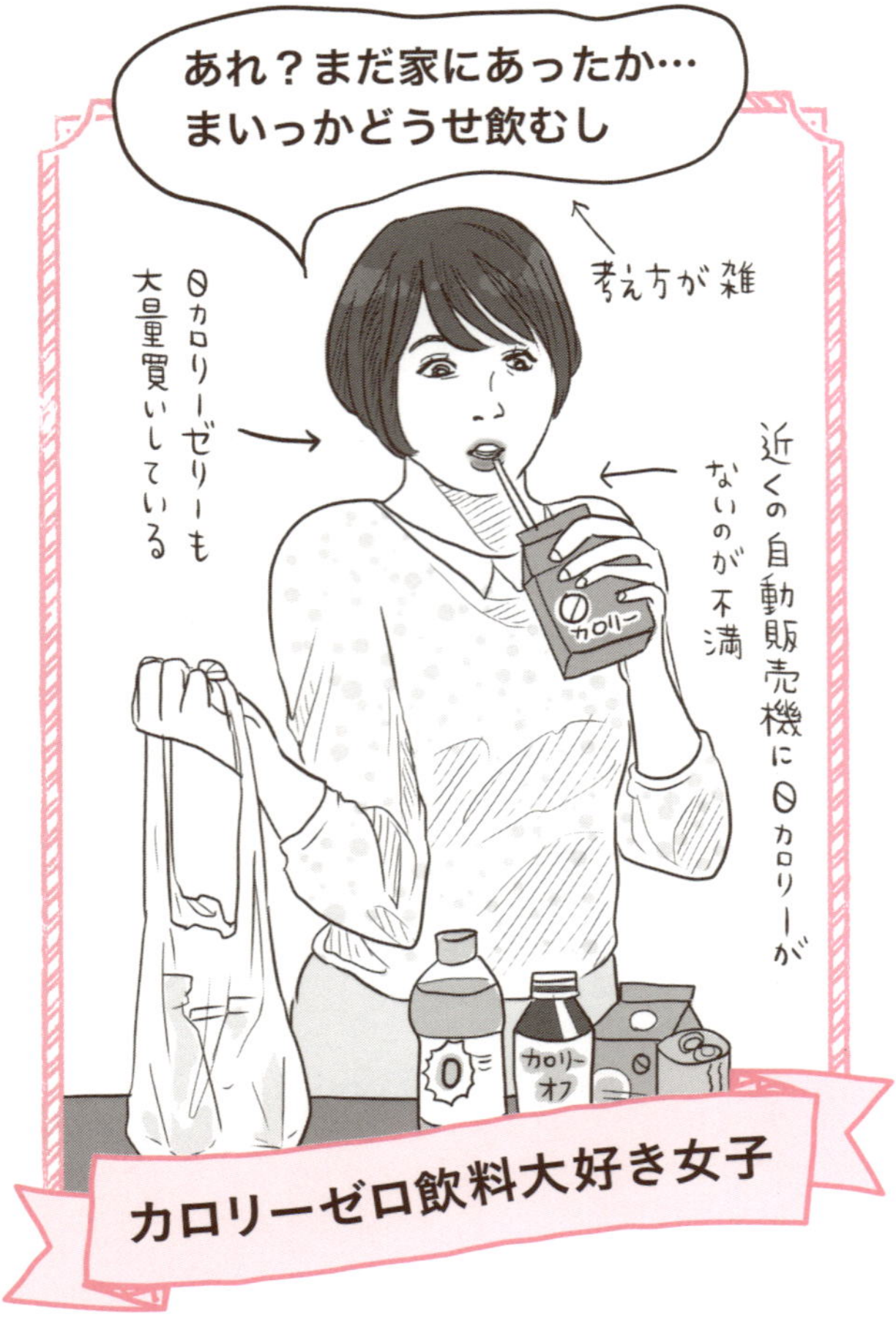


あれ？まだ家にあったか…
まいっかどうせ飲むし
考え方が雑
0カロリーゼリーも
大量買いしている
近くの自動販売機に0カロリーが
ないのが不満
0

カロリーオフ
カロリーゼロ飲料大好き女子

**特徴**

- 好きな言葉は「ゼロ」「ノン」「レス」
- カロリーゼロだから太らないと信じている
- 糖質依存症からなかなか抜け出せない

**DATA**

ゼロなら安心

依存度
肥満度

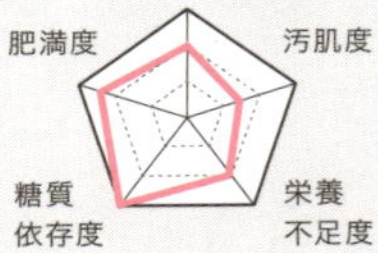

代謝下がり度
汚肌度
栄養
不足度

ここをCHANGE

# 肥満リスクのあるゼロカロリー飲料をあえて飲む必要なんてない！

そのワケ 1

## カロリーゼロなのにカロリーあり!? ゼロ表示の真実

思わず手を伸ばしたくなる「ゼロ」「ノン」「レス」という謳《うた》い文句がついたドリンク。

実はこれらの言葉は、**100ミリリットルあたり5キロカロリー以下**の商品に使えることになっています。つまりゼロ表示の500ミリリットルのペットボトルを買った場合、最大で24キロカロリーを摂取する可能性もあるということ。**ゼロキロカロリーだからといって、カロリーゼロとは限らない**ということを認識しておいてください。

そのワケ 2

## 飲み続けても糖質依存から抜け出すことは不可能

コンビニの棚をズラリと埋めるカロリーゼロ飲料。甘さはしっかりあるのにカロリーが少なく、血糖値も上げないこれらのドリンクは、一見ダイエットの救世主のように見えるかもしれません。

しかし、甘いもの欲しさにこれらを常飲しているような状態は、**糖質依存から抜け切れていない証拠**。糖質への強い欲求をその場しのぎでごまかしているに過ぎないのです。



森拓ダイエット格言 カロリーゼロ飲料はダイエットの助けにはならない

# 食品のカロリー表示はこうして見る

ザックリまとめると……

- 食品の総カロリーは、3大栄養素（糖質・たんぱく質・脂質）の合計カロリーで決まる。
- 同じカロリーの食品でも、3大栄養素の含有量によって太りやすさは変わる。
- 食品を見て、糖質・たんぱく質・脂質の細かい内訳まで見極められるようになるとなお良い。

POINT 1

**食品の総カロリーの算出の仕方**

糖質は1グラムあたり4キロカロリー、たんぱく質も4キロカロリー、脂質は9キロカロリー。その合計量を合わせて総カロリーが決まります。同じ200キロカロリーの食品でも、3大栄養素のどれが多いのかによって体脂肪への変わりやすさは異なります。

## 総カロリーの計算方法

肉じゃがレシピをもとに、栄養成分の計算を見てみましょう。

［材料（４人分）］

じゃがいも……大４個
たまねぎ……大１個
牛肉（薄切り）……200g
しらたき……１玉
サラダ油……大さじ３
砂糖……大さじ３
清酒……大さじ２
みりん……大さじ２
しょう油……大さじ４と½

### 1 材料の重さをはかる

注：皮や筋などを取り除いた重さ。

じゃがいも……360g
たまねぎ……280g
牛肉（薄切り）……200g
しらたき……200g（水切り後）
サラダ油……36g
砂糖……27g
清酒……30g
みりん……36g
しょう油……81g

### 2 栄養成分表のデータを使って栄養成分を計算する

栄養成分表（http://fooddb.mext.go.jp/）を使い、栄養量を計算する。

［じゃがいもの場合］

**エネルギー**　76kcal×360g÷100＝274kcal
**たんぱく質**　1.6g×360g÷100＝5.8g
**脂質**　0.1g×360g÷100＝0.4g
**炭水化物**　17.6g×360g÷100＝63.4g
**ナトリウム**　1mg×360g÷100＝3.6mg

### 3 これをすべての食材で計算し、その後１人分の値を求める

２の計算をすべての食材で行い、総カロリーを求める。

［肉じゃがの総カロリー］

**エネルギー**　380kcal
**たんぱく質**　12.3g
**脂質**　19.0g
**炭水化物**　36.7g
**ナトリウム**　1190.1mg

**POINT 2 糖質や脂質の種類を吟味できれば合格**

カロリーとともに３大栄養素の割合をチェック。もっといえば、同じ糖質でも、ブドウ糖なのか果糖なのか、脂質なら何の種類の脂質が多い食品なのかを吟味してみると、〝食べる価値〟のあるものかどうか見えてきます。

森拓のちょっと一言

**カロリー以外に３大栄養素の内訳をチェック**

# 人工甘味料ってどんなもの？

ザックリまとめると……

- 人工甘味料とは、砂糖の代わりに使用される合成食品添加物。
- 基本的にカロリーがなく、血糖値を上げることもない。
- 常飲・常食することによって、逆に太りやすくなる可能性もある。

POINT 1

**人工甘味料は加工食品の常連**

アスパルテームやアセスルファムKなどに代表される人工甘味料は清涼飲料水だけでなく、アルコール、お菓子、調味料などにもよく使われています。砂糖の何百倍の甘味を持つものもあり、なおかつ製造コストが低い人工甘味料は昨今の加工食品には欠かせません。

## 甘味添加物の種類

食品添加物の中で甘味を感じさせるものには次のようなものがあります。

| | 名称 | 甘味度 | 使われている食品 | 特徴 |
|---|---|---|---|---|
| 人工甘味料 | アスパルテーム | 砂糖の約200倍 | ダイエット食品／清涼飲料水／菓子など | さわやかな甘さが特徴。アスパラギン酸とフェニルアラニンという2種類のアミノ酸が結合してできている。表示上は「L-フェニルアラニン化合物」を含む旨を併記する。 |
| 人工甘味料 | アセスルファムカリウム | 砂糖の約200倍 | 砂糖代替食品／清涼飲料水／菓子／漬物／つくだ煮 など | 生体内で利用されないため、ノンカロリー甘味料として使用される。水に溶けやすく、甘味の発現が早いので、アスパルテームやスクラロース、ステビアなどと組み合わせて使われる。 |
| 人工甘味料 | スクラロース | 砂糖の約600倍 | 飲料／菓子／乳製品／デザート／漬物／調味料など | 砂糖を原料につくられたノンカロリー甘味料。水に溶けやすく耐熱性もあるので、さまざまな食品に使われる。 |
| 人工甘味料 | サッカリン（サッカリンナトリウム） | 砂糖の約500倍 | 漬物／粉末清涼飲料／魚介加工品／しょう油／煮豆／瓶詰／缶詰 など | 極めて甘味が強いので、濃度が薄くなっても甘味が長く強く残る。サッカリンは水に溶けにくいが、サッカリンナトリウムは水に溶けやすくしたもの。 |
| 天然甘味料 | キシリトール | ショ糖と同程度 | チューインガム／キャンディ／ジャム／焼き菓子 など | 水に溶けやすく、加熱などの通常の食品加工の条件下でも使用しやすい。虫歯にならず歯を丈夫にする機能をもつため、特定保健用食品（チューインガムなど）に使用されている。 |
| 天然甘味料 | ステビア | 砂糖の約250～350倍 | ダイエット食品／清涼飲料水／菓子など | 砂糖に近い甘味をもつ。キク科ステビアの葉を粉砕または抽出したもの。さらに精製したものがステビオサイドまたはレバウディオサイドとなる。 |
| 天然甘味料 | マルチトール | 砂糖の約80％ | ガム／キャンディ／チョコレート など | 麦芽を還元してつくられる。糖アルコールの一種。砂糖に近い甘さで、低エネルギー甘味料として菓子や飲料に使われる。 |

POINT 2

**人工甘味料で腸内環境が荒れる**

人工甘味料を多く摂り過ぎることによって、消化や代謝に関わる腸内細菌のバランスが崩れてホルモン代謝にも影響をあたえるリスクが。また、血糖値が下がりにくくなり、肥満や生活習慣病のリスクを高める可能性があるという研究結果が発表されています。

森拓のちょっと一言

**人工甘味料より天然甘味料のほうがベター！**

# フルーツで美肌はつくれない

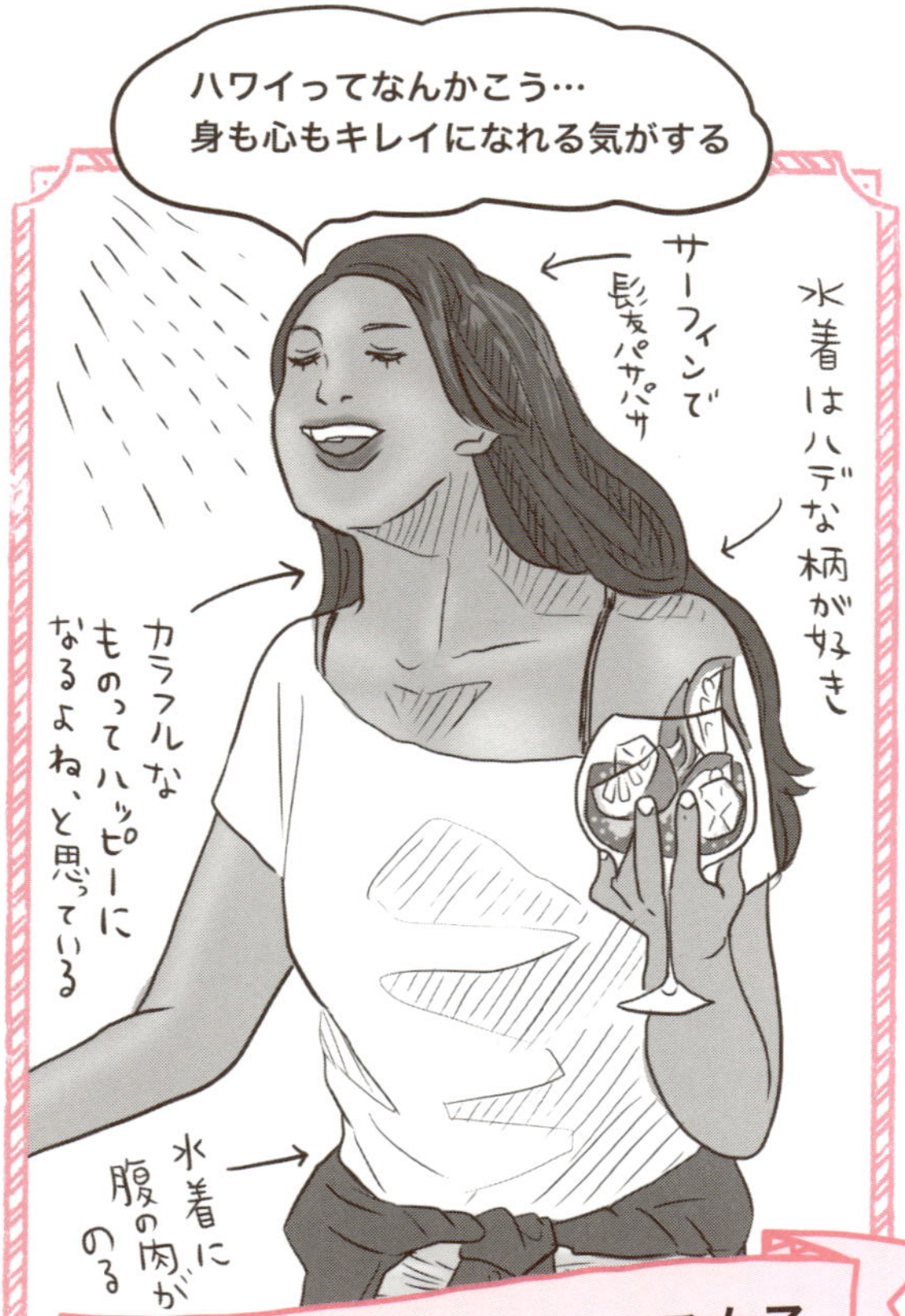
ハワイってなんかこう…
身も心もキレイになれる気がする
サーフィンで髪がパサパサ
水着はハデな柄が好き
カラフルなものってハッピーになるよね、と思っている
水着に腹の肉がのる

## ハワイでトロピカルジュース女子

**特徴**

- オレンジと紫外線のＷパンチ
- 日焼け止めバッチリ、だけどシミだらけ
- 朝食のフルーツは最低でも３種類用意

**DATA**

肌のためにビタミン摂取

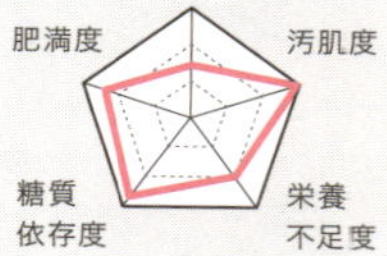

ここを CHANGE

# 美肌づくりのために果物を摂るのはいますぐやめなさい！

そのワケ 1

## ビタミンCを摂るために果物を食べるのは大間違い

朝から積極的に甘い果物ばかりを食べたり、ジュースにして飲むのはダイエットや美容の観点からは逆効果。**果物で美肌はつくれないどころか、肌の老化を早めます。**

果物にはビタミンCを筆頭とする各種ビタミン、ミネラルが含まれていますが、それ以上に**汚肌の原因をつくる果糖などの糖質が多く含まれている**のです。ビタミンCを摂りたければ緑黄色野菜を食べればいいですし、効率を求めるならサプリメントで十分です。

そのワケ 2

## 柑橘系に含まれるソラレンで顔中にシミが大発生

オレンジ、グレープフルーツなど柑橘系の果物などに多く含まれるソラレンは、**紫外線に対する感受性を高めメラニン色素を刺激してシミをつくりやすくします。**日焼けサロンのタンニングマシンの前には「日焼け前にオレンジ等の柑橘類ジュースを飲まないでください」と注意書きが記されているほど。

ハワイでトロピカルジュースを飲んで喜んでいる女子などは、わざわざ〝**シミづくりバカンス**〟へ出かけているようなものです。



森拓ダイエット格言　美養のためにフルーツを摂る意味はない

# 朝の果物は全然「金」じゃない！

ザックリまとめると……

- 果物に含まれる果糖はAGEsという老化物質をつくり出し、老化を早める。
- 果物には果糖だけでなくブドウ糖も多く含まれ、血糖値を上げ、インスリンの分泌を促す。
- どうしても食べたければ、果糖の少ないアボカドかベリー系をチョイス。

POINT 1

**果糖がつくり出すAGEsが危険**

果物に含まれる糖質は、果糖とショ糖。果糖は血糖値を上げないかわりに中性脂肪として肝臓にストックされます。さらにAGEs（終末糖化産物）という老化物質をつくり出し、その生成量はブドウ糖の10倍。シミ、シワなどをはじめ、細胞の老化の原因になるものです。

## ソラレンが多く含まれる食品

ソラレンは、植物に含まれる光毒性のある成分で、紫外線を吸収しやすく、シミやそばかすなどの色素沈着を増加させたり、肌のかゆみや炎症の原因になります。

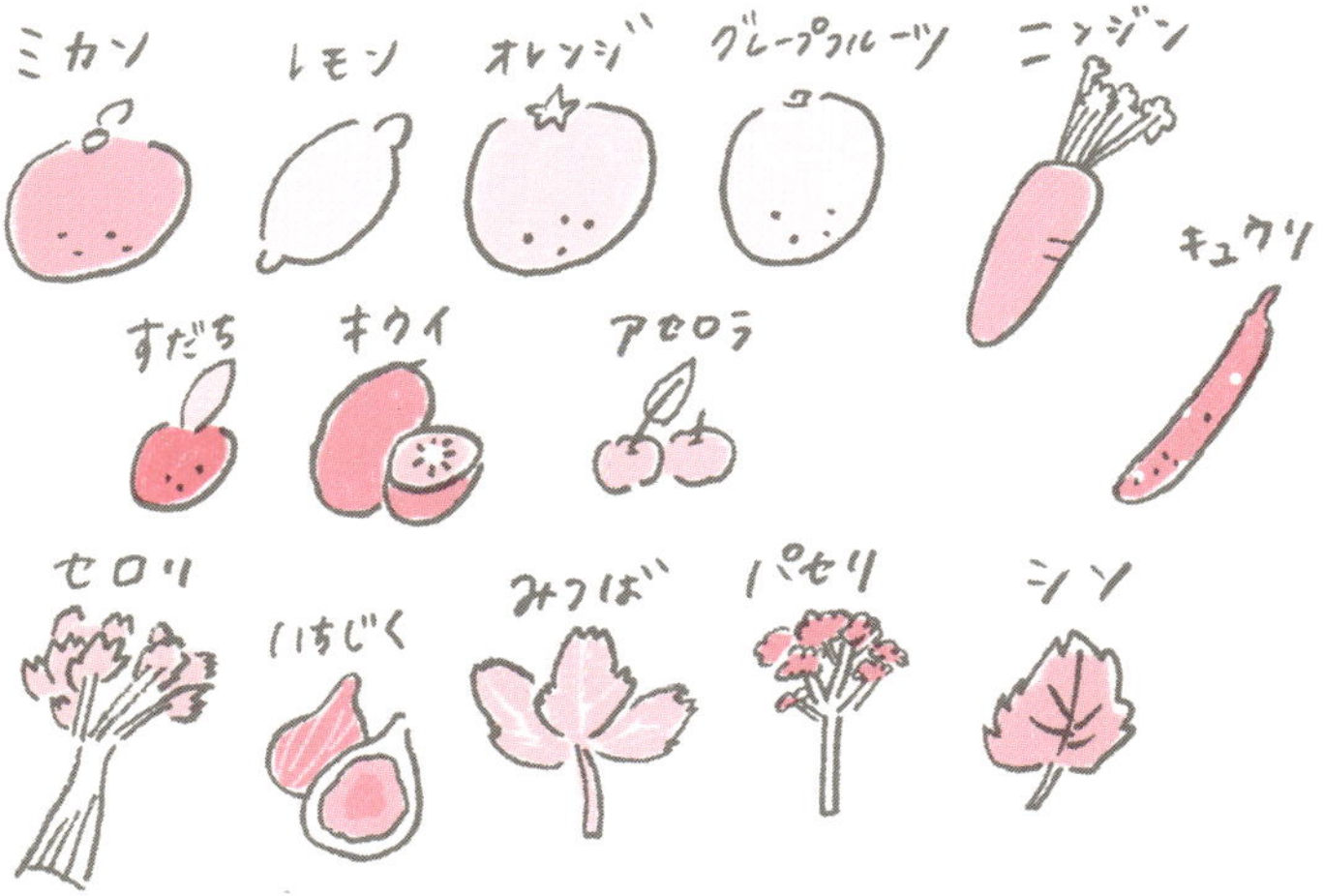


**美肌に効く！ と思われている食品にソラレンは意外と含まれているのです。**

POINT 2

**優良栄養素を含む糖質レスなアボカド**

フルーツといっても糖質をほぼ含まないアボカドは全く別です。アボカドは、ビタミンEやオメガ9などの栄養素を豊富に含んでいます。

どうしてもフルーツらしい味が欲しい場合は、糖質が少なめの、ブルーベリーやクランベリーなどのベリー系を選んでください。

**森拓のちょっと一言**

ベリー系の中でいちごの糖質は多め。注意して！

# ミネラルは塩で摂らないと損！

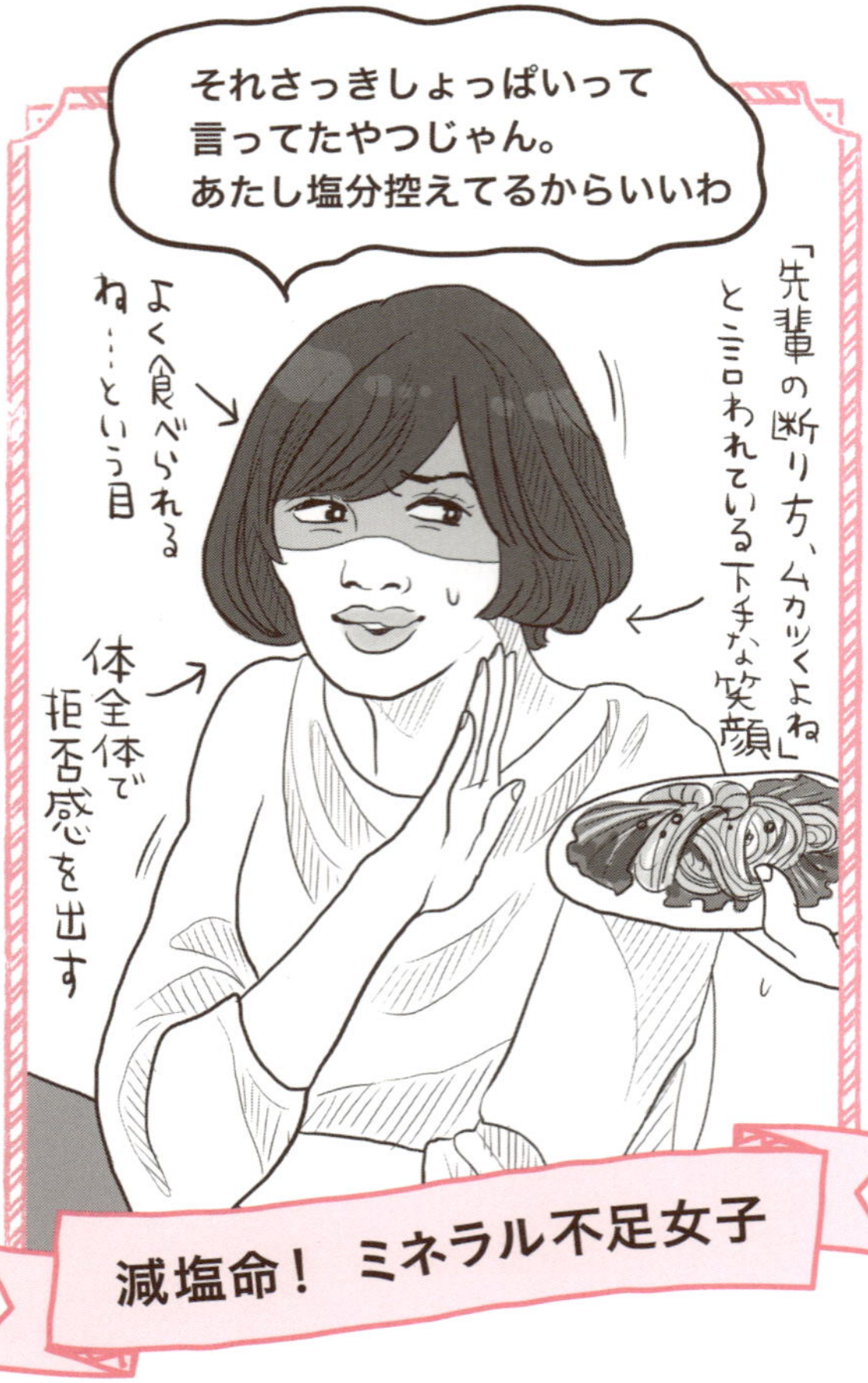


## 減塩命！　ミネラル不足女子

### 特徴

- 塩分の過剰摂取を恐れている
- 「素材の持ち味」が口グセ
- キッチンにあるのは減塩調味料ばかり

**DATA**

塩分は敵と認識

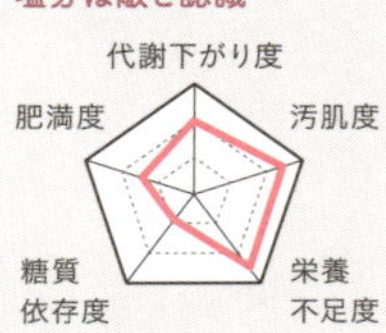

ここを CHANGE

# マイソルトを持ち歩いて代謝アップ！イチオシは「ぬちまーす」と「宗谷《そうや》の塩」

そのワケ 1

## 代謝を高めるマグネシウムを 手軽に摂取できる海塩

海塩に含まれるマグネシウムは、**代謝を助ける働きのほか、血糖値を安定させる役割もあります**。肉や卵中心の食生活だとマグネシウムがどうしても不足しがちになりますから、調味料の力を借りて積極的に摂っていきましょう。私は〝マイソルト〟を持ち歩いて、外食では**調味料を抜くかわりにマイソルトで調味**しています。

ちなみにマグネシウムは、**海藻類、ナッツ類、大豆**などにも豊富に含まれています。

そのワケ 2

## マグネシウムの量がケタ違い！ 海塩を選ぶならこの2品

海塩の中でも私のオススメは、沖縄の「ぬちまーす」と北海道の「宗谷の塩」。前者はマグネシウムが、**100グラム中3000ミリグラム**とケタ違いの量が含まれています（ちなみに一般商品は1000ミリグラム以下程度で、食塩に至っては0グラム）。1グラムでも30ミリグラムのマグネシウムが摂れます。

また、**マグネシウムは経皮吸収もできる**ので、エプソムソルトやにがりをお風呂に入れてもいいですよ。



森拓ダイエット格言 塩を摂るなら断然海塩

# 冷え性、貧血女子は、一生やせられない

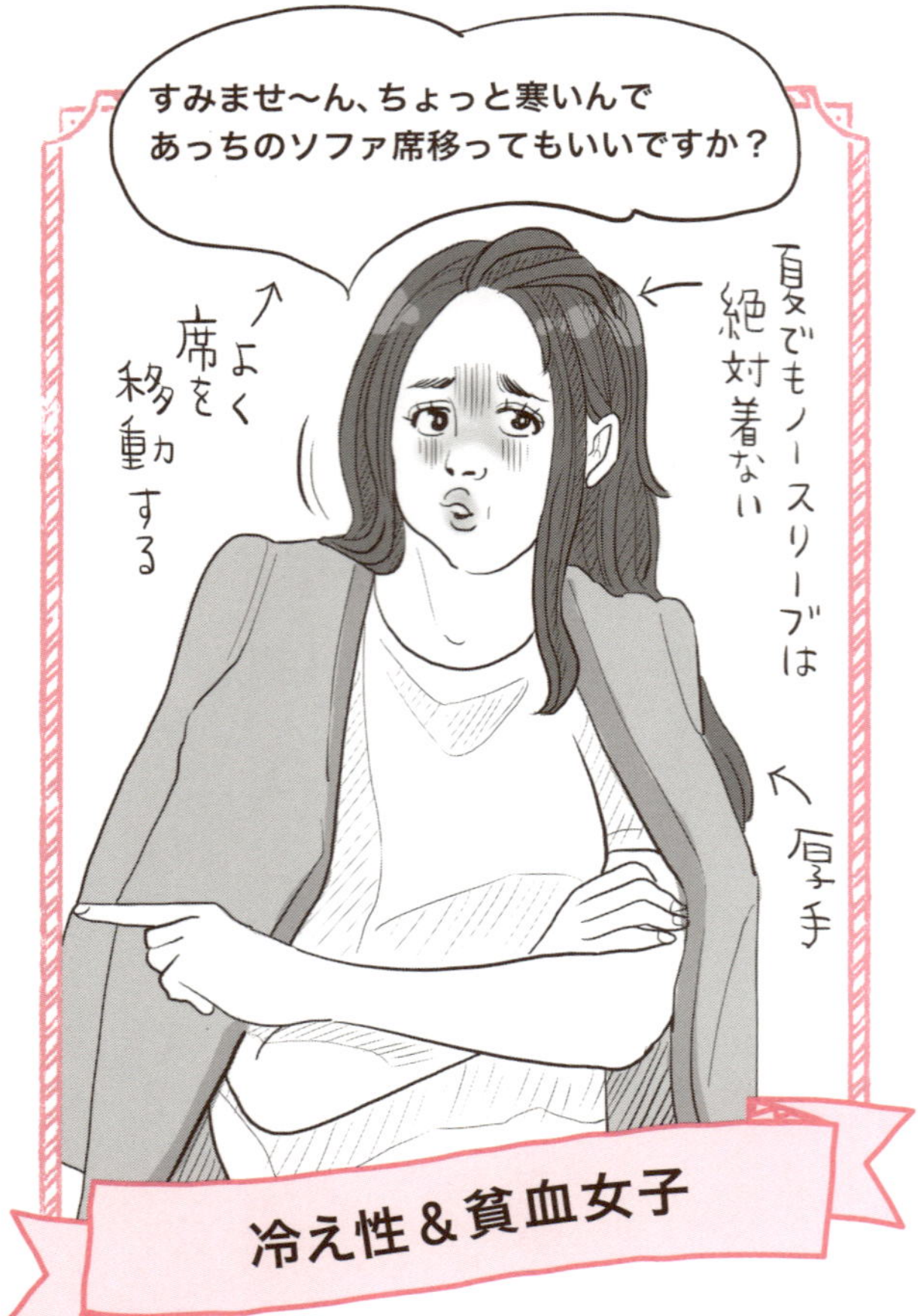
すみませ〜ん、ちょっと寒いんで
あっちのソファ席移ってもいいですか？
夏でもノースリーブは絶対着ない
よく席を移動する
厚手
冷え性＆貧血女子

**特徴**

- マイボトルに夏でもしょうが湯
- 時々立ちくらみで動けなくなる
- 肉厚なのに病弱体質だと思われている

**DATA**

夏でも手足が冷たい

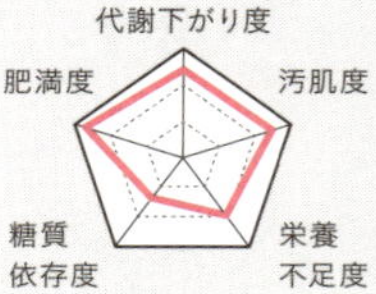

ここをCHANGE

# たんぱく質&鉄を摂って、血めぐりアップ。鉄を摂るなら、断然動物性の「ヘム鉄」

そのワケ 1

## 体温が1度下がるだけで代謝が13〜14%もダウンする

人間の体は体温が1度下がるだけで、13〜14%基礎代謝が落ちるといわれています。つまり**体温が35度と36度の女性とでは、同じカロリーを摂っても消費カロリーに大きな差がついてしまう**ということです。

また、「食べる」という行為自体が人間の体に熱を生み出します（P21食事誘発性熱産生）。熱を生むもの=カロリーがあるものなので、**低カロリーダイエットなどをすれば体温が低くなる**のは当然の話です。

そのワケ 2

## レバーや赤身の肉に含まれる「ヘム鉄」が貧血を予防

冷え性を解消するためには、血めぐりを良くすることが必要です。そのためには血液の主成分である赤血球中のヘモグロビンをたくさんつくらなければなりません。ヘモグロビンの材料となるのは、**鉄とたんぱく質**です。

鉄を摂るときは、**ひじきやほうれん草、大豆類**といった植物性食品に含まれる「非ヘム鉄」よりも、**動物性のレバーや赤身の肉**に含まれる「ヘム鉄」のほうが体内への吸収率が高いので断然オススメです。



森拓ダイエット格言 鉄は意識しないと摂りづらい

# 「良質な油」なくして代謝アップは語れない

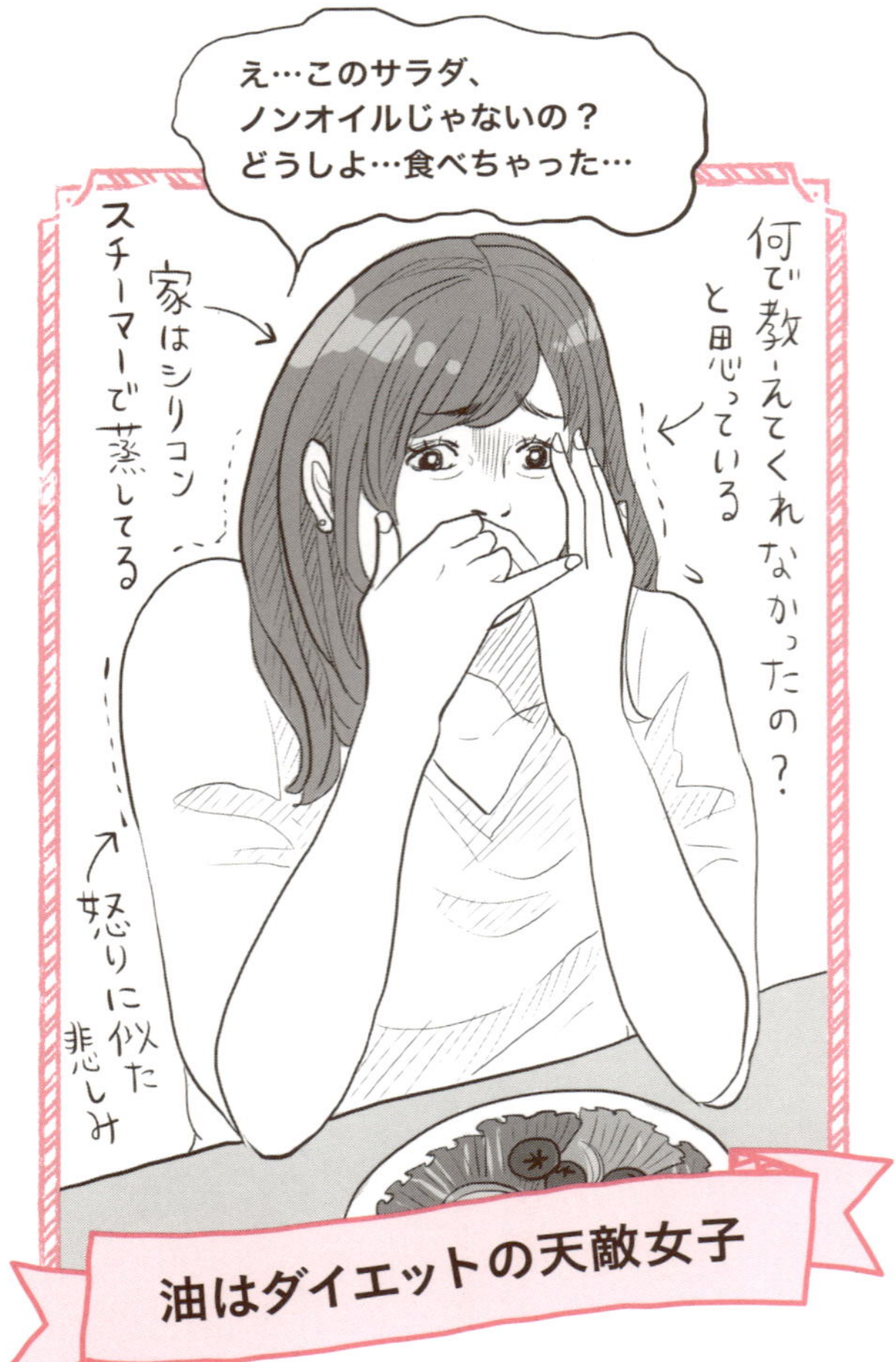
え…このサラダ、
ノンオイルじゃないの？
どうしよ…食べちゃった…
何で教えてくれなかったの？
と思っている
家はシリコンスチーマーで蒸してる
怒りに似た悲しみ

## 油はダイエットの天敵女子

**特徴**

- 昔流行った油抜きダイエットをまだ信奉
- 肉の脂身はていねいに外す
- 油分不足で、肌はカサカサのシワシワ

**DATA**

油は徹底的にカット！

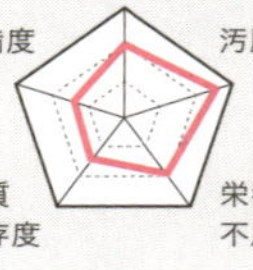

ここをCHANGE

# 肥満の天敵・オメガ6を避けて やせ油・オメガ3をしっかり摂る

そのワケ 1

## 青魚・亜麻仁油などに含まれる オメガ3が代謝をサポート

代謝を起こさせるためには**各種ホルモンの働きが必要**。その材料となるのが脂質です。油は大別すると、飽和脂肪酸と不飽和脂肪酸という2種類があります。飽和脂肪酸は、常温で塊になっている肉の脂をイメージしてください。対して不飽和脂肪酸は、**オメガ3・6・9**といった種類に分かれます。

代謝アップには重要なのに、不足しがちなオメガ3。**青魚をはじめとする魚介類、くるみ、亜麻仁油、えごま油**などに含まれています。

そのワケ 2

## オメガ6とトランス脂肪酸は 肥満へ走らせる悪魔の油

対して代謝を妨げる油は、オメガ6。揚げ物などに使われるサラダ油、大豆油、コーン油などに多く含まれます。さらにもっとタチが悪いのが、マーガリン、ショートニングなど加工食品に含まれるトランス脂肪酸です。これは発がん性なども疑われている危険なものです。

加工食品の原材料名に**「植物性油脂」と書いてあるものは、これも発がん性のあるパーム油か、オメガ6**だと考えてよいでしょう。



森拓ダイエット格言 ちなみに健康そうなグレープシードオイル、実はオメガ6

# 油脂の種類 まるわかり分布図

ザックリまとめると……

- オメガ3には、体内の炎症を抑えて代謝をサポートする働きがある。
- オメガ6には、体内の炎症を促進させて代謝を妨げる働きがある。
- オメガ9と飽和脂肪酸は、糖質の摂取量に応じて摂る量を調節する。

POINT 1

**体内の炎症が進むとやせづらい体になる**

オメガ3は、血液をサラサラにして細胞膜を柔らかくし、体内の炎症を抑える働きを持ちます。反対にオメガ6やトランス脂肪酸は、血液をドロドロにして体内の炎症を促進。体内の炎症が強くなると、代謝アップに必要なホルモンであるレプチンを受容しにくくなりやせづらい体に。

## 脂肪酸の種類と特徴

［脂肪酸］

**飽和脂肪酸**

一般にいわれる脂肪や肉の脂身など。常温で固体になるもの。

**不飽和脂肪酸**

スーパーマーケットなどで売られている植物油の主成分。常温では液体。

**オメガ9**

血液中のコレステロールを減少させ、酸化しにくい。オリーブ油やキャノーラ油など。

**オメガ6**
［リノール酸］

必須脂肪酸。血液中のコレステロール値や血圧を下げる。大豆油やひまわり油、コーン油などのサラダ油をはじめとした植物油。

**オメガ3**
［αリノレン酸］

必須脂肪酸。体内でエネルギーになりやすく、必要に応じて体の中でEPAやDHAにつくり変えられる。しそ油、えごま油、亜麻仁油など。

摂りたい油はオメガ3系！

POINT 2

### 飽和脂肪酸を上手に解禁する

普段過剰に摂りがちなオメガ6を減らすと、脂質の摂取量が減ってしまいます。代謝アップのためには上手く置き換えていくことが重要ですが、肉類を多く食べれば勝手に飽和脂肪酸は摂れてしまいます。大事なオメガ3は魚をたくさん食べることで補い、魚が少ないと思ったときに亜麻仁油やえごま油でオメガ3を補助するというイメージでよいでしょう。調理の油は、酸化しづらいバターやラード、ココナッツオイルがオススメです。

# お手軽な加工食品を食卓から遠ざける

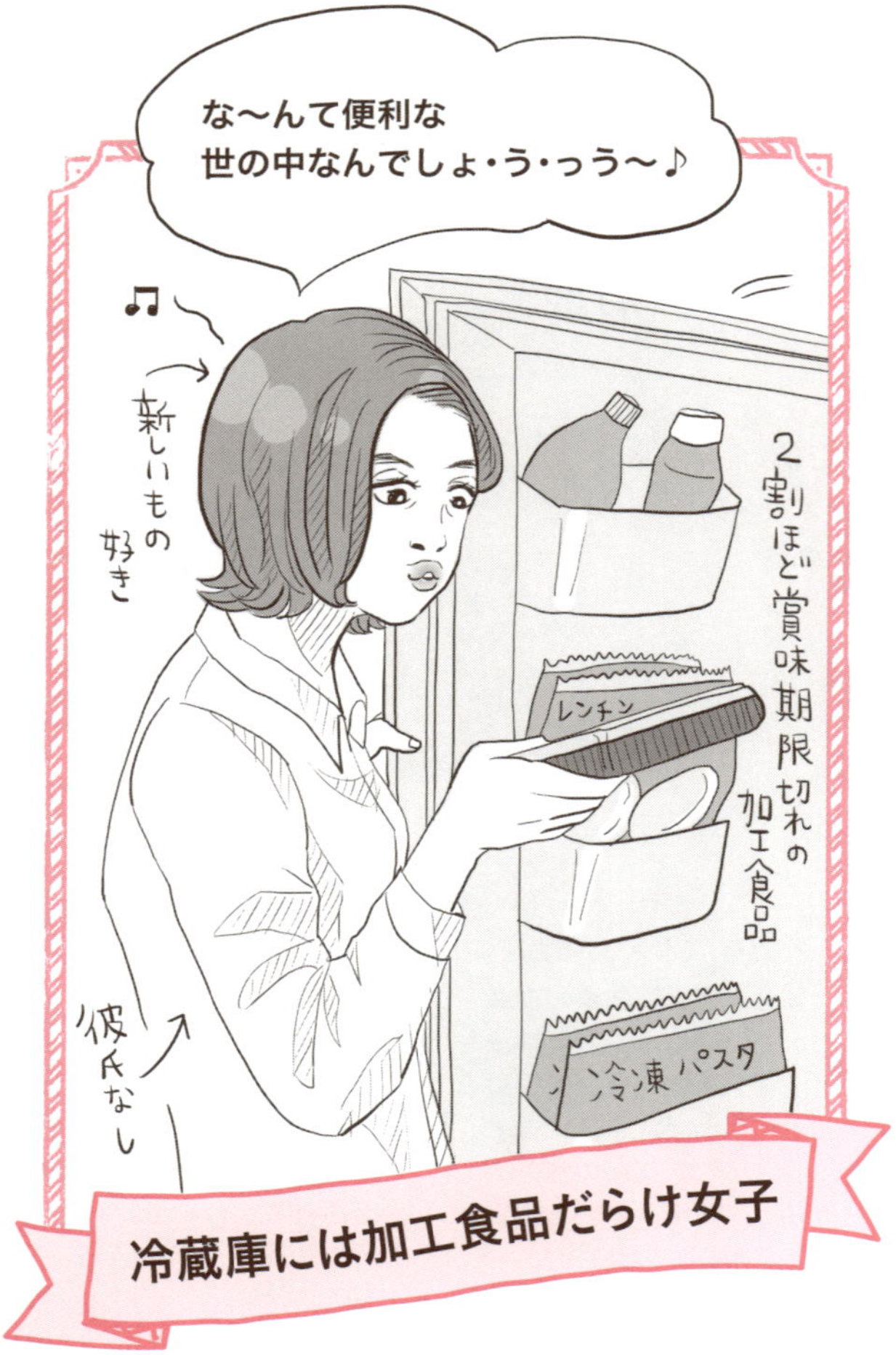
な〜んて便利な
世の中なんでしょ・う・っう〜♪
新しいもの好き
2割ほど賞味期限切れの加工食品
彼氏なし
レンチン
冷凍パスタ

## 冷蔵庫には加工食品だらけ女子

**特徴**

- 自炊が大の苦手
- 食品添加物がよくわからない
- 用事がなくても1日1回コンビニ訪問

**DATA**

自炊はほとんどしない

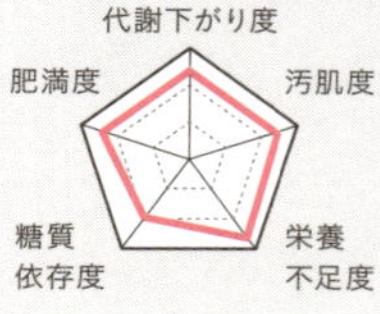

ここを CHANGE

# 原型のわからない加工食品を避け、なるべく素材に近いものを選んで

そのワケ 1

## 加工食品の食品添加物が正常な味覚や食欲を狂わせてしまう

身のまわりにあふれる便利な加工食品。これらには、過剰な糖質や脂質、旨みやコク出しの食品添加物が多く使われています。人間の舌をヤミツキにさせるこれらの食品を考えなしに常食していると、**本来ある正常な味覚や食欲は確実に狂い、肥満の一途をたどる**ことになります。

また食品添加物は、**腸内細菌の働きを損なわせ、食べ物の消化吸収を担う腸内環境を荒らす原因**にもなっています。

そのワケ 2

## 加工食品は自然な食べ物に比べ栄養価が劣っている

新鮮な魚一尾と、魚に化学的な旨み成分を混ぜてつくられた魚肉ソーセージ。どちらの栄養価が優れているかは子どもでもわかるでしょう。

一見ヘルシーな雰囲気を醸し出している健康食品やダイエット食品なども、ふたをあけてみると**小麦粉や植物性油脂、食品添加物**などがたっぷり使われている場合も。商品の宣伝文句やイメージに惑わされず、本質を見極めて選ぶようにしてください。



森拓ダイエット格言 加工食品の暴飲・暴食は肥満につながる

# これだけは知っておきたい！食品ラベルはこうして読む

ザックリまとめると……

- 原材料表示は、含有量の多いものから順番に記載されている。
- よくわからないカタカナ文字がたくさん書かれているものは極力避けるほうが無難。
- 「国産」「有機」など、ラベルに書かれた言葉のマジックにつられない。

POINT 1

**食品ラベルの正しい読み方**

加工食品を選ぶときは、パッケージを裏返して原材料表示を確認。含有量の多い順に書かれているので、その商品が何を主体にできているか一目瞭然です。チーズより砂糖の多い「チーズデザート」、ライ麦より小麦が多い「ライ麦パン」など〝珍商品〟がいっぱいあります。

## 食品ラベルには何が書かれている?

コンビニなどで商品を買う前に、まずはラベルをチェックしてみましょう!

●名称:炭酸飲料 ●原材料名:難消化性デキストリン(食物繊維)、カラメル色素、香料、酸味料、甘味料(アスパルテーム・L-フェニルアラニン化合物、アセスルファムK、スクラロース)、グルコン酸Ca、カフェイン ●内容量:480ml

「糖類ゼロ」として売られている炭酸飲料。甘味料として、さまざまな種類の人工甘味料が使われていることがわかる(P58参照)。

かぼちゃサラダ
原材料名:カボチャ、マヨネーズ、キュウリ、レーズン、食塩、胡麻、食用植物油脂、醸造酢、卵、砂糖その他大豆由来原材料を含む)、調味料(アミノ酸等)、香辛料抽出物、保存料(ソルビン酸K)
保存方法:直射日光・高温多湿を避けお早めにお召し上がり下さい
16.7.7 13時 消費期限 200g 内容量 300円
製造者:株式会社●●● TEL 03-0000-0000
東京都千代田区△△△
1234567890

原材料名は、含有量の多いものから表記してある。「かぼちゃサラダ」では、かぼちゃのほかに植物油脂や保存料などが使われていることがわかる。

### 同じようなチョコレート菓子でも……

A ●●チョコレート[エクセレンス・85%カカオ]

名称:チョコレート 原材料名:カカオマス、ココアパウダー、ココア、バター、砂糖、香料(原材料の一部に乳成分を含む)
内容量:100g 賞味期限:この面に記載
保存方法:直射日光・高温多湿を避け28℃以下で保存してください。
原産国名:フランス
輸入社:〇〇株式会社

B △△チョコレート

●名称:チョコレート ●原材料名:砂糖、カカオマス、全粉乳、ココアバター、レシチン(大豆由来)、香料 ●内容量:55g ●賞味期限:この面の左部に記載 ●保存方法:28℃以下の涼しい場所で保存してください。
●製造者:株式会社□□

Aのチョコレートは、まず最初にカカオマスが書かれ、5番目に砂糖です。一方Bのチョコレートは砂糖が一番最初。これは"チョコレート風味の砂糖"といえる。

POINT 2

### ヘルシーといえない国産小麦に有機砂糖

ラベルに書かれている意味のわからないカタカナ文字の正体は、だいたいがあまり良くない添加物です。羅列されているものは極力避けるのが無難。また「国産小麦」「有機砂糖」の表示も注意。国産や有機だから太らない理由などないのです。

森拓のちょっと一言

値段の確認前にパッケージ裏にまわれ!

# 運動してないのに水を1日2リットルも摂る必要なし

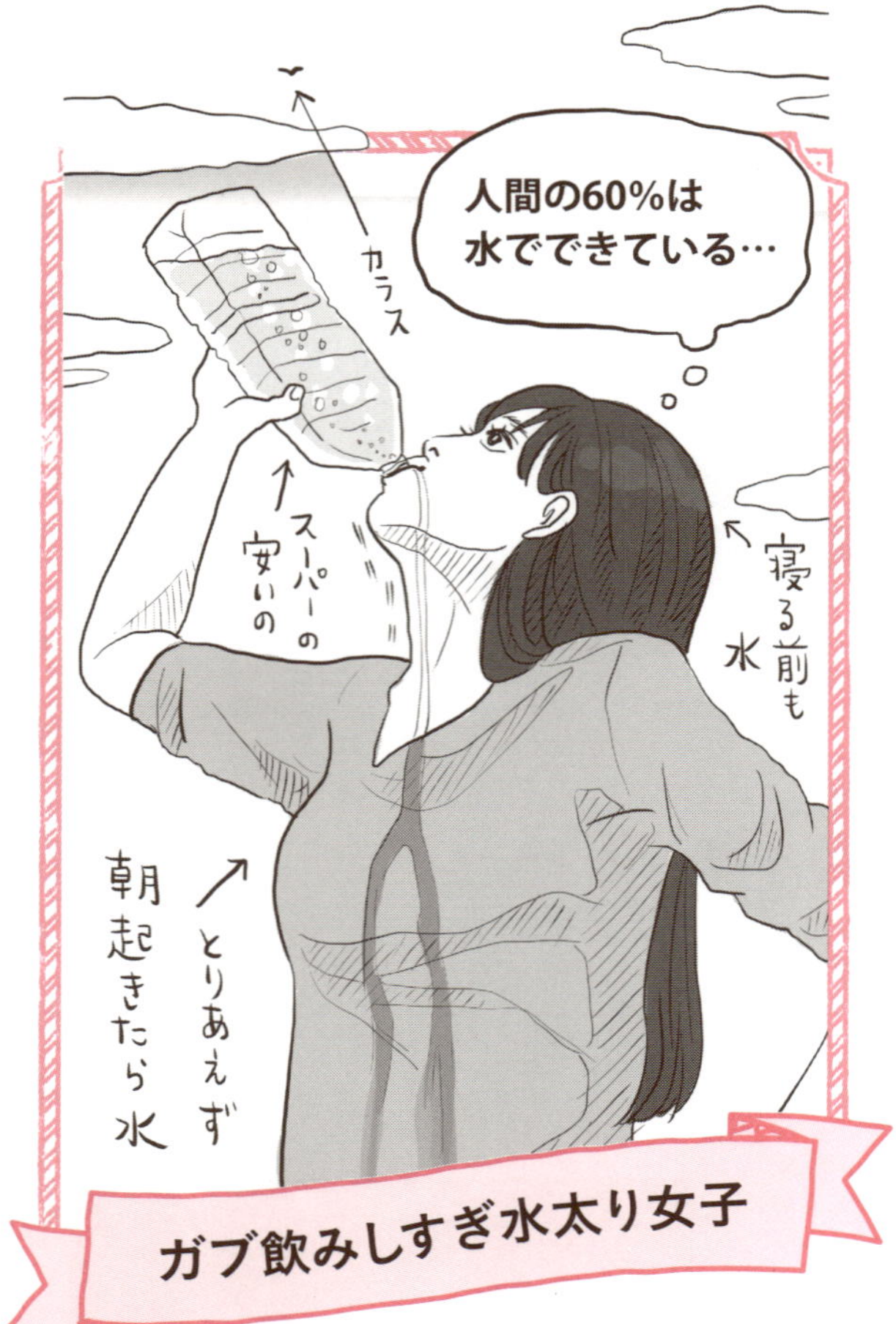
人間の60%は
水でできている…
カラス
スーパーの安いの
寝る前も水
とりあえず
朝起きたら水

## ガブ飲みしすぎ水太り女子

**特徴**

- 好きな言葉は「めぐる体」
- 体内の水を入れかえるイメージでいる
- 水素水がマイブーム

**DATA**

水は1日2リットル！

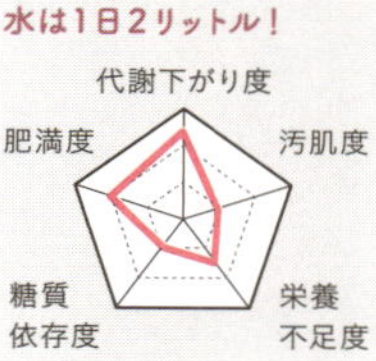

ここを CHANGE

# 水の飲み過ぎがむくみなどの代謝不良の原因に。水は喉が乾いたときに飲めばよし！

そのワケ 1

## 1日2リットルはマストじゃない。水の必要量は人によって違う

「水は1日2リットル摂取」という謎の数字があります。水を過剰に摂って、代謝できる能力があれば良いですが、**代謝が低い人は体内の水の処理能力を越えると、むくみなどの原因**となります。水を全く飲まないと体の代謝力は下がりますが、たくさん飲んでも代謝は上がりません。

**水分の要求量は個人の体重、筋肉量、運動量によって変わる**ので、みんながみんな2リットル摂る必要など全くないのです。

そのワケ 2

## 運動しない人なら夏1リットル、冬500ミリリットルが目安

普通の人ならば、食事の際に摂る水分を除けば、**夏場なら1リットル、冬なら500ミリリットル程度**を目安に、ペットボトル1〜2本程度分で十分ではないでしょうか。意識的に飲み過ぎる必要はありません。コーヒーやお茶など利尿作用のある**カフェインを含む飲料を飲む場合は、少し多めに摂取する意識は持ったほうがよさそうです。**好き嫌いもありますが、マグネシウムやカルシウムなどのミネラルが豊富な硬水のほうがオススメです。



森拓ダイエット格言 過剰な"水信仰"は捨てよ

# 女子力を高めるビタミンの摂り方

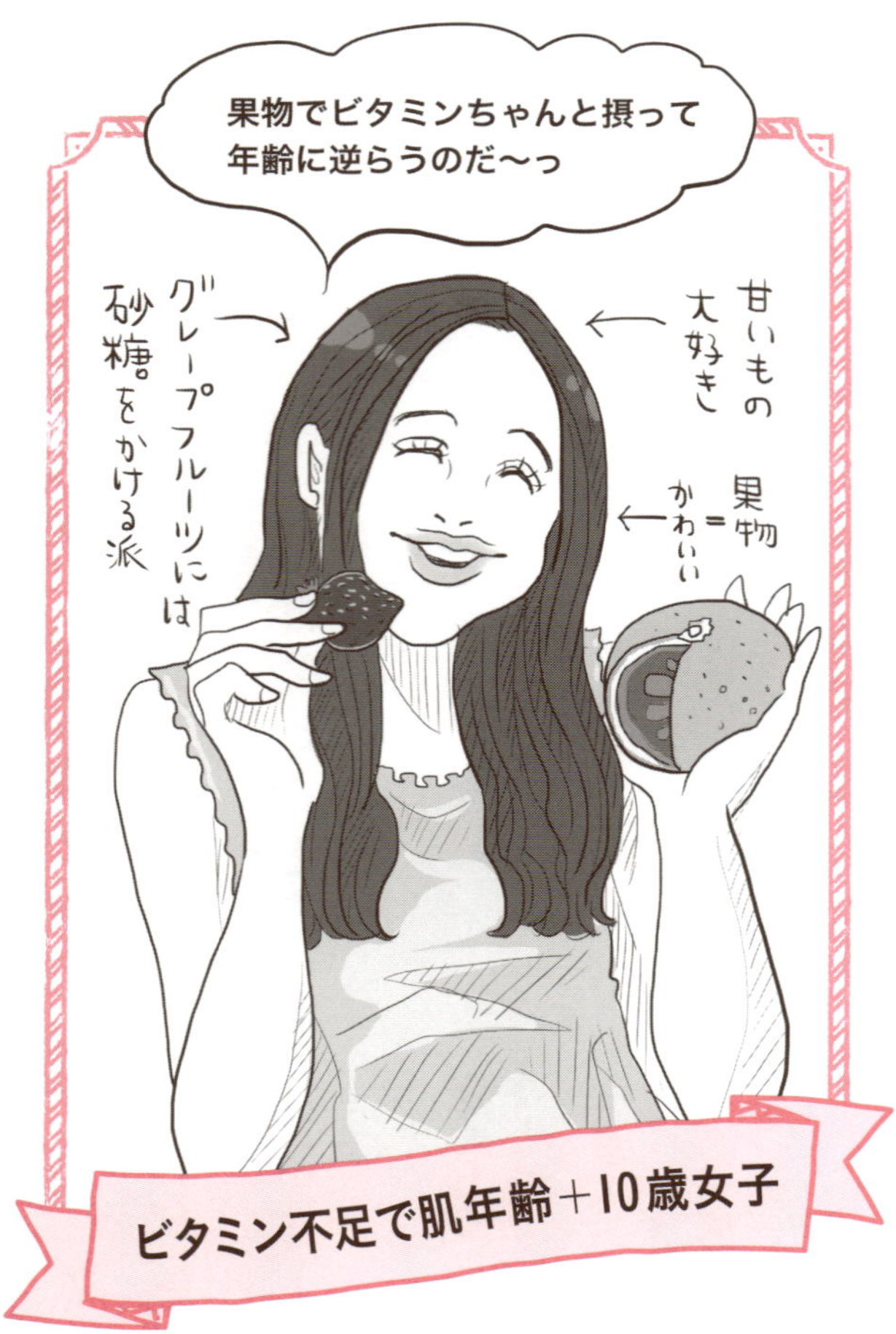
果物でビタミンちゃんと摂って
年齢に逆らうのだ〜っ
甘いもの大好き
果物＝かわいい
グレープフルーツには砂糖をかける派
ビタミン不足で肌年齢＋10歳女子

特徴

- 果物からのビタミン摂取がお約束
- とりあえずビタミンCだけ集中投下
- 肌のせいで年齢以上に老けて見える

DATA

果物でビタミン摂取

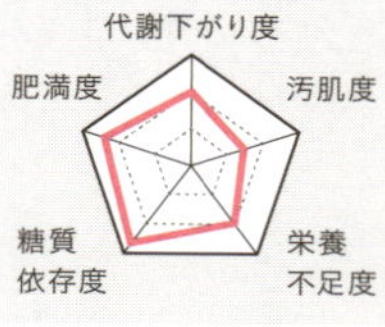

ここを CHANGE

# 脂溶性ビタミンD・A・K・Eを、動物性食品からガンガン摂る！

そのワケ 1

## 脂溶性ビタミンが圧倒的に足りていない！

ビタミンには大きく分けると**水溶性と脂溶性の2種類**があります。「水溶性ビタミンは体内に留まることができないので摂り続けること。反対に、脂溶性ビタミンは体内に溜まりやすいので過剰摂取に注意してください」というサプリメントの注意喚起を聞いたことはありませんか？　ただ実情は、サプリメントで脂溶性ビタミンを補ったとしても足りていない人が多いくらい。**脂溶性ビタミンを多く含む食べ物を摂ることはとても重要なこと**です。

そのワケ 2

## 植物性よりも動物性の食品からのほうが摂取効率が高い

ビタミンは、糖質の代謝やたんぱく質の合成といった体脂肪燃焼には欠かせない栄養素です。

脂溶性ビタミンD・A・K・Eそれぞれの効果は次のページで解説しますが、これらは**植物性食品より摂取効率が高い動物性食品から摂ることをオススメ**します。ただし、活性型と非活性型があるビタミンＫについては例外で、**活性型の植物性食品・納豆**から積極的に摂取してください。



森拓ダイエット格言　ビタミンは水溶性だけでなく脂溶性にも注目！

# 脂溶性ビタミンD・A・K・E

ザックリまとめると……

- 脂溶性ビタミンは、油脂やアルコールに溶けやすい性質を持つ。
- 動物性食品の摂取量が少ない人は不足傾向にある。
- ビタミンDは、日光にあたることで体内合成できるが、食べ物やサプリメントからの摂取も。

POINT 1

## 脂溶性ビタミン不足に陥りがちな人

脂溶性ビタミンは、主に肉、魚など動物性食品に多く含まれているため、これらの摂取量が少ない人は必然的に不足しがちな栄養素です。水洗いや加熱に強く、油脂に溶けやすい性質があるので、油と一緒に調理して摂ることで吸収率がグンと高まります。

# 食品に含まれるビタミン

## ビタミンD

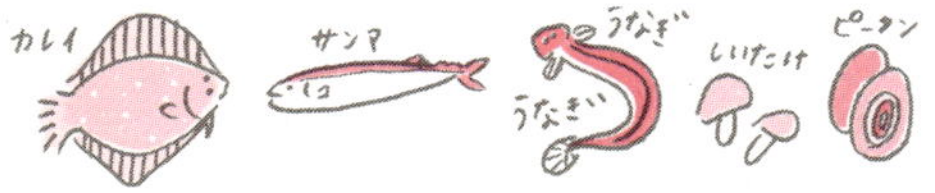


ビタミン$D_2$（植物性）は、きのこ類、卵類。ビタミン$D_3$（動物性）は、さんま、うなぎ、カレイ。ホルモンの代わりになり、筋肉や骨の合成を助ける。抗炎症作用があり、花粉症やアトピーなどのアレルギーなどに効果があるといわれている。

## ビタミンA

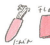

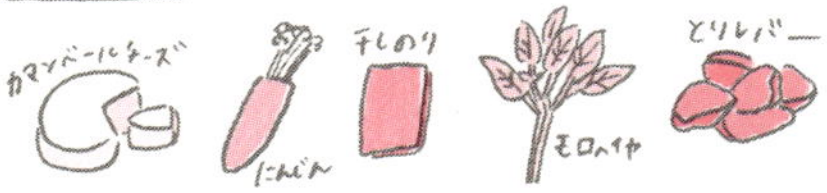


βカロテン（植物性）は緑黄色野菜。レチノール（動物性）はレバー、あんこう肝、うなぎ肝、ホタルイカ。皮膚や粘膜を丈夫にして、免疫力を向上させる。肌荒れ、ニキビ、吹き出物対策に。※マルチミネラル（P91参照）に少ないのが上記AとD

## ビタミンK

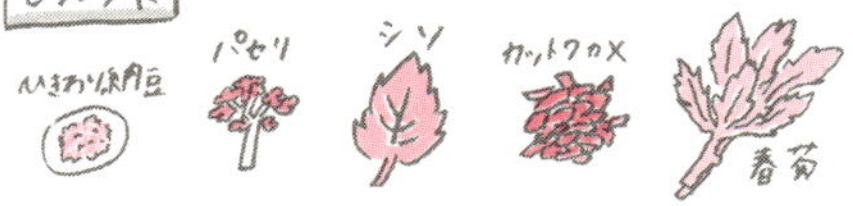

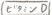


納豆、小松菜、パセリ、シソ、春菊など。血液の凝固に働く。不足すると青あざができやすい。

## ビタミンE

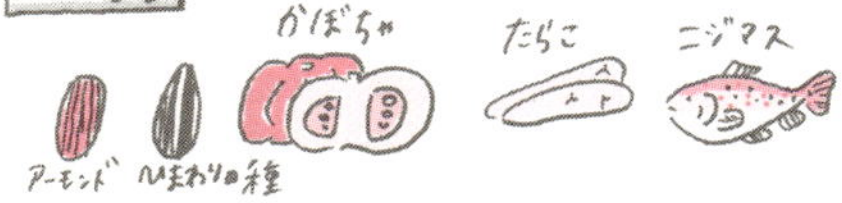


あんこう肝、魚卵（すじこ、いくら、明太子など）、アボカド、アーモンド、ひまわりの種、かぼちゃなど。強い抗酸化作用があり、筋肉痛や肌荒れを緩和させる。ビタミンCとセットで摂ると抗酸化作用がアップする。

POINT 2

**日焼け止めのせいでビタミンD不足に？**

ビタミンDは日光にあたるだけで体内合成可能で、日焼け止めをつける女性は生産能力が低下している場合も。とはいっても紫外線にあたりに行く人はいないと思うので、食べ物やサプリから積極摂取しましょう。

**森拓のちょっと一言**

干ししいたけなど天日乾燥食品もビタミンD多め

# 乾燥、シミ、クマにはこの栄養素が効く！

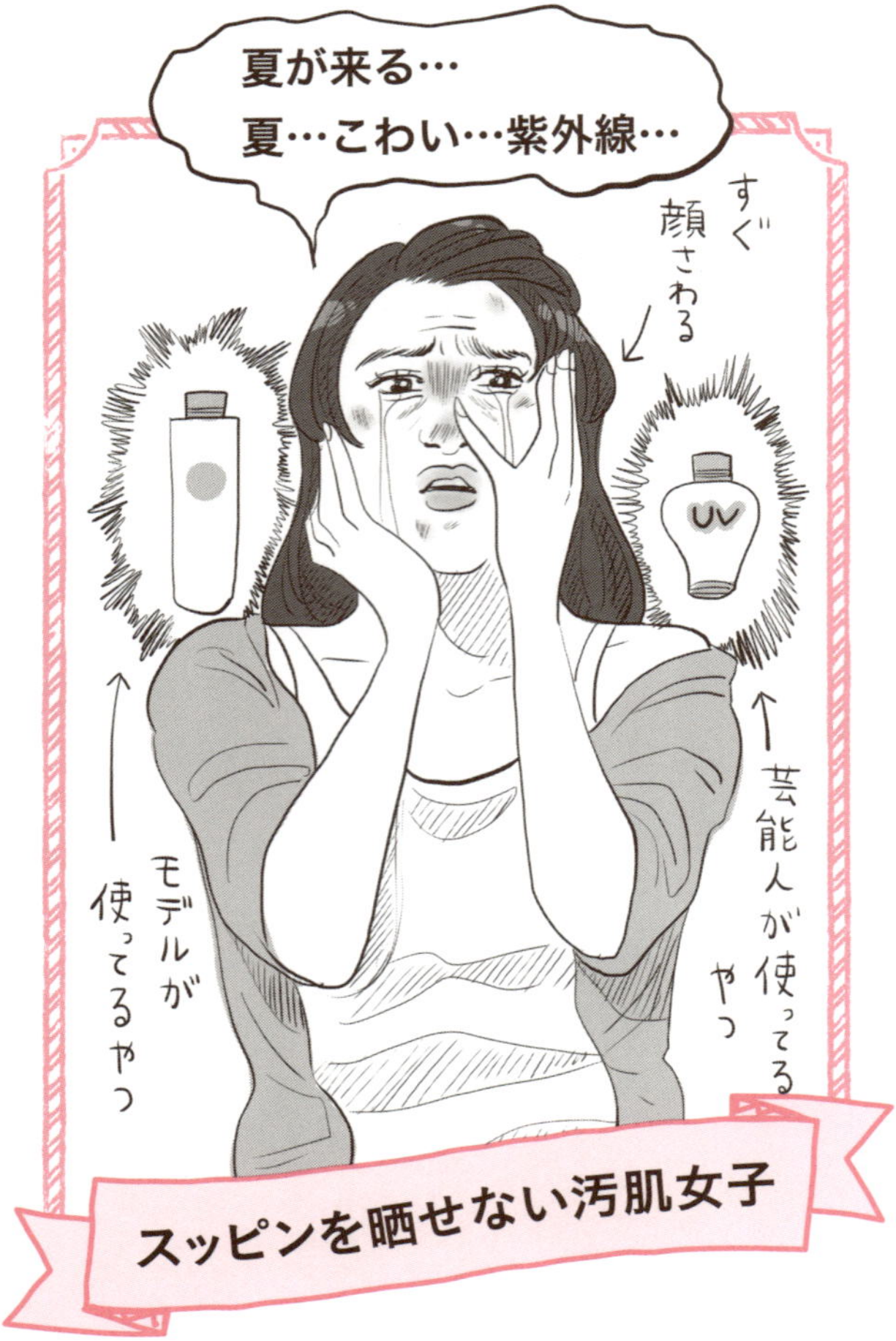
夏が来る…
夏…こわい…紫外線…
すぐ顔さわる
UV
芸能人が使ってるやつ
モデルが使ってるやつ
スッピンを晒せない汚肌女子

**特徴**

- ランチを我慢して、高級美容液の軍資金に
- 食生活の改善よりメイクテクの向上が命
- 彼氏や夫をはじめ、誰も素顔を知らない

**DATA**

肌の悩みを抱え過ぎ

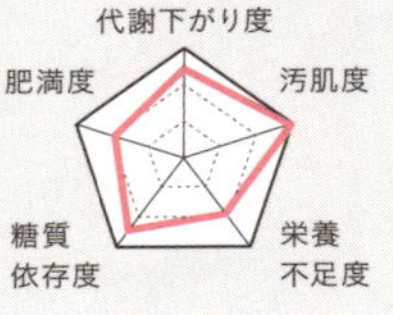

## ここを CHANGE

# 乾燥にはたんぱく質、シミには ビタミンCとE、クマは色別対策を

**そのワケ 1**

### 糖の摂り過ぎでシミが発生！ 抗酸化作用のあるビタミンを

肌の乾燥で悩む人は、たいていたんぱく質が不足しています。たんぱく質を積極的に摂るのはもちろん、適度に体を動かして、**体内でのたんぱく質の合成力を上げる**というのもひとつの手です。

シミは紫外線の影響ももちろんありますが、糖の摂り過ぎによって発生しやすくなります（P.62参照）。**体にストレスを溜めないようにして、抗酸化作用の高いビタミンCやE**を摂ることを心がけてください。

**そのワケ 2**

### 青グマにはビタミンKと鉄分。 茶グマにはビタミンA

青グマの原因は、とくに血液の凝固作用に関わるビタミンK（納豆、小松菜、ニラなど）不足によるもの。血行不良や貧血によって起こるものなので、たんぱく質や鉄分も一緒に摂りましょう。色素沈着による茶グマも、同じく**たんぱく質とビタミンA不足**が原因です。

ちなみに目の下のたるみは、筋肉によって支えられている**目元の筋肉が老化やたんぱく質不足によって落ち**、脂肪が押し出されることによって起こるといわれています。

森拓ダイエット格言　代謝アップも美肌づくりも、ベースになるのはたんぱく質

# 年齢とともに落ちる肌の代謝機能

ザックリまとめると……

- 新陳代謝とは、約37兆個存在するといわれる細胞の入れ替わりのこと。
- 加齢とともに肌の新陳代謝のスピードや能力も容赦なく落ちていく。
- 下がった代謝機能は、食事によって取り戻していくことができる。

POINT 1

**オトナ女子にあてはまらない28日周期**

新陳代謝とは、細胞の活動によって新しい皮膚と古い皮膚が入れ替わること。このスピードや能力は、加齢とともに否応なく落ちていきます。皮膚の基底層から生まれた組織は、約28日で表面に上がるといわれますが、この数字はあくまで10～20代女子のものだと心得ましょう。

## お肌の新陳代謝のしくみ

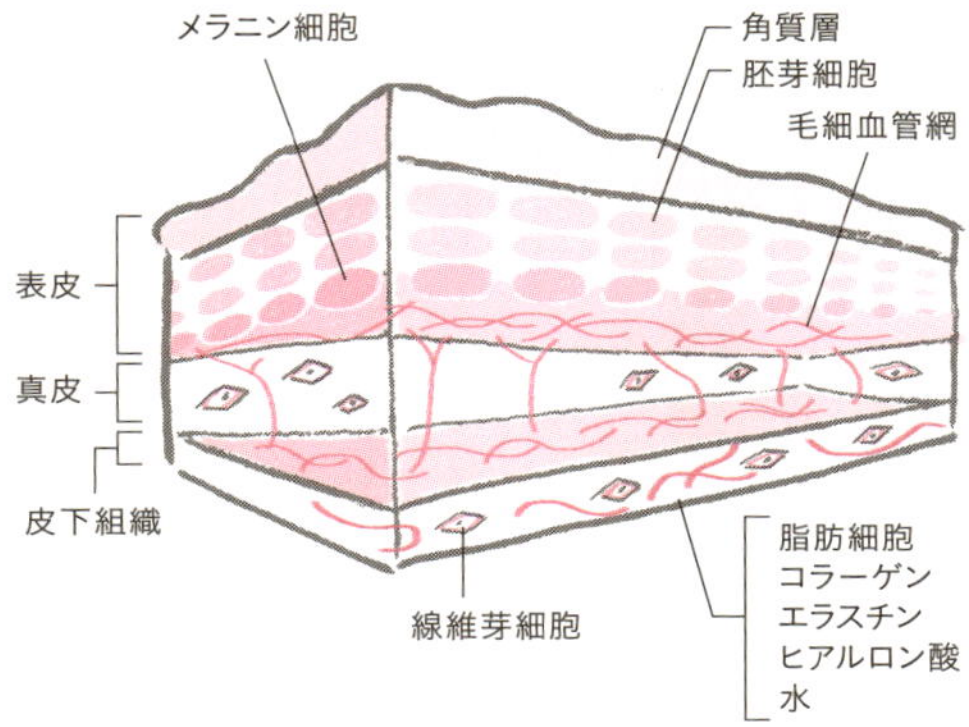


### ［肌の3層構造］

肌は大きく3層に分かれ、それぞれに役割があります。一番外側でバリア機能を備える表皮、弾力を司る真皮、エネルギーを脂肪の形で蓄える皮下組織です。

皮下組織を除いた皮膚の厚さは、わずか0.5～2mm程度です。

### ［新陳代謝のサイクル］

新陳代謝のサイクルは平均28日ですが、個人差があり、30日周期や35日周期の人もいます。新陳代謝のサイクルを正常に維持することが大切です。外から見ても肌の厚さや肌質は変わりませんが、肌は入れ替わっているのです。

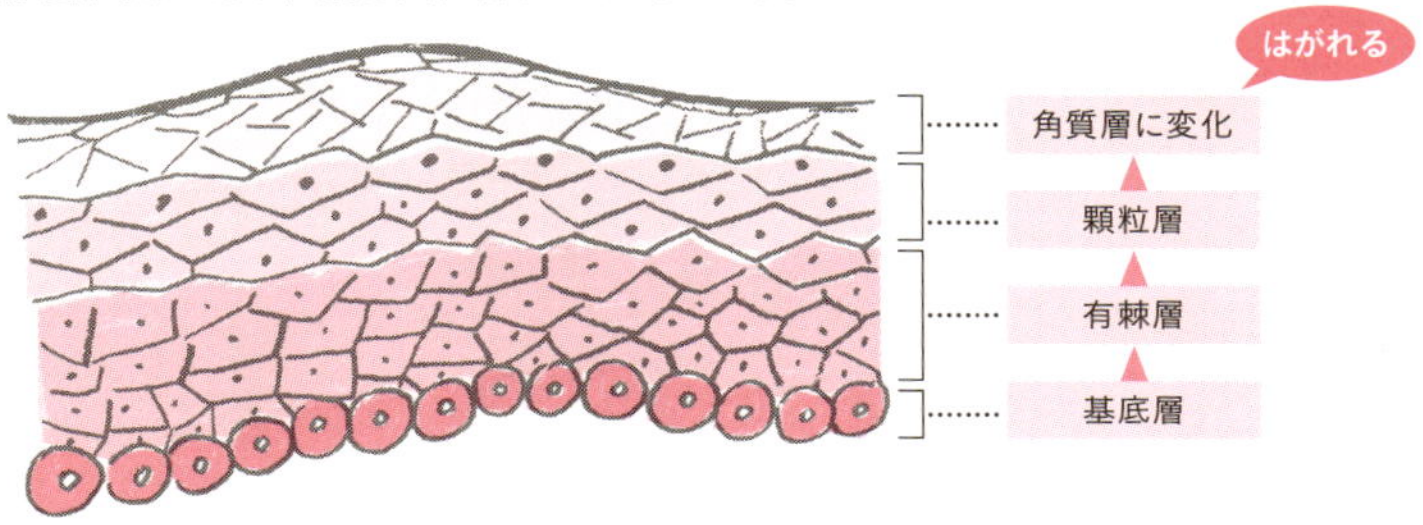


POINT 2

**30代は40日 40代は55日**

30代の新陳代謝（ターンオーバー）のサイクルは約40日、40代は55日、50代は75日、60代は100日といわれています（諸説あり）。もちろんこれは目安で、食習慣や環境ストレスなどによって遅らせることも可能ですが、間違うとこれより悪くなる可能性もあるかもしれません。

森拓のちょっと一言

**「食」で肌の代謝機能も底上げできます**

# 女子の美髪対策は食事が9割

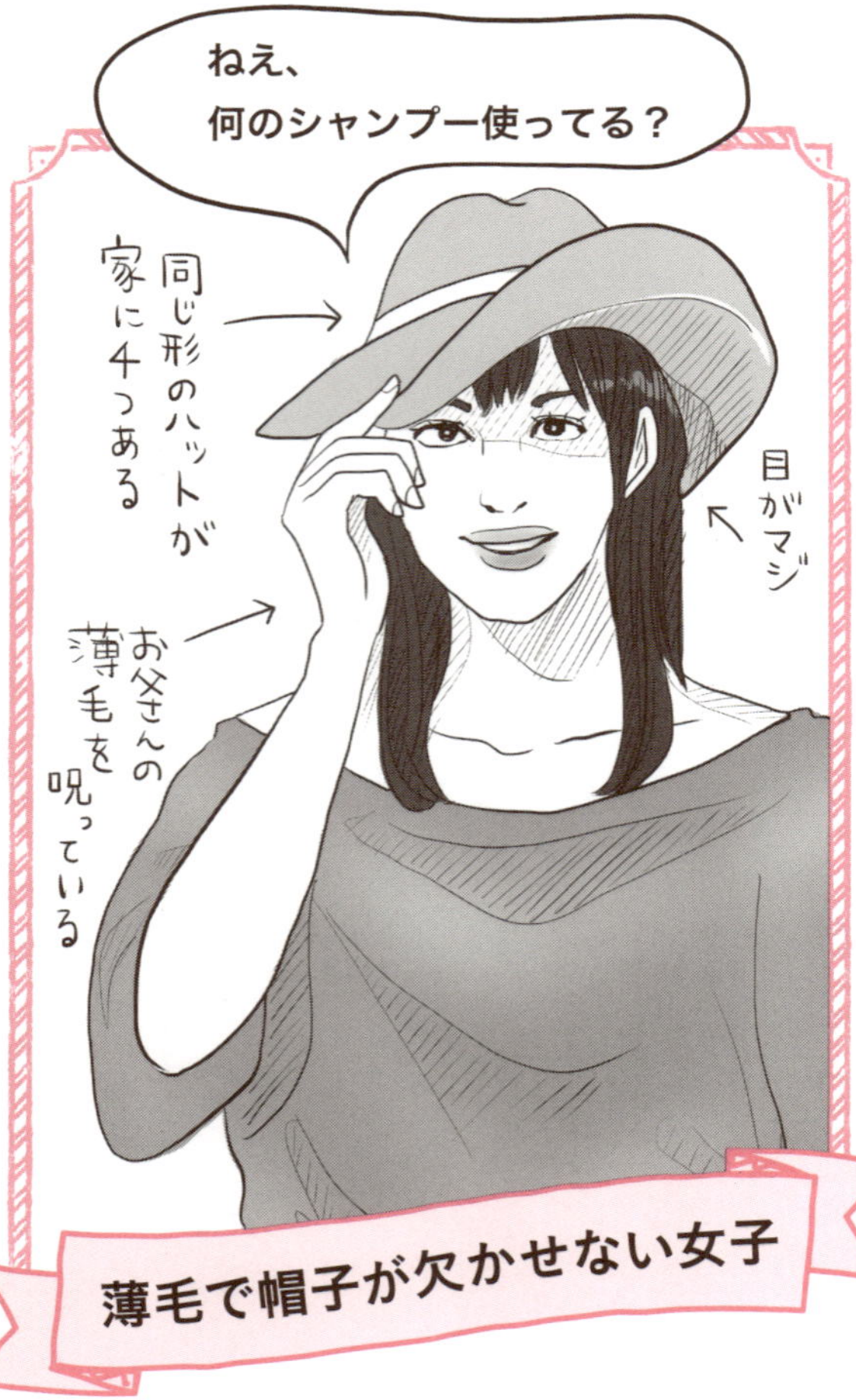
ねえ、
何のシャンプー使ってる？
同じ形のハットが家に4つある
目がマジ
お父さんの薄毛を呪っている

## 薄毛で帽子が欠かせない女子

**特徴**

- 風呂場の排水口に抜け毛の山ができる
- ハリやツヤがないけれどロングヘアー
- 髪を守るため、パーマ&カラーは厳禁

**DATA**

髪に届く栄養が不足

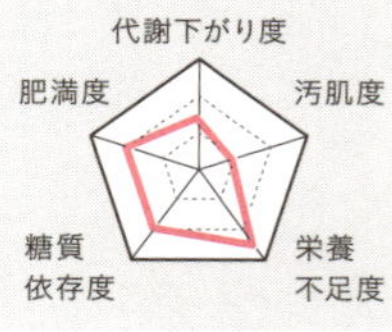

ここをCHANGE

# 美髪の源である たんぱく質、亜鉛、脂質をしっかり摂る!

そのワケ 1

## ハリ、コシ、ツヤ……元気な髪の素はたんぱく質と亜鉛

加齢で細くなってきた毛を太く強くするためにはどうしたらいいか。髪の毛の成分の8~9割は、ケラチンというたんぱく質からできています。つまり**たんぱく質が不足する**だけで、**髪の太さやコシ、ツヤなどにダメージが及ぶ**ということ。

また、成長ホルモンを促し育毛にも関わる**亜鉛は、髪の毛のたんぱく質合成に必要不可欠なミネラル**。亜鉛不足は脱毛や薄毛にも関わってくるので、しっかり摂ってください。

そのワケ 2

## キューティクルの質を高めてくれる栄養素・脂質

髪の毛のツヤを左右するのは、**髪の表面をつくるキューティクルと呼ばれる層の質**です。このキューティクルをコーティングしているのが脂質です。

外から行うトリートメントの目的は、キューティクルに脂質を補給してダメージを補修すること。つまり**根本の髪質を良くするためには、動物性脂質をしっかり摂取することが大切**になってきます。それだけで、ツヤのある髪の毛がしっかり生えてきますよ。



森拓ダイエット格言 僕自身、大事なテーマ。ハゲない努力は"食"が重要

# サラッヤ美髪をつくるためのヘアサイクルのしくみ

ザックリまとめると……

- 通常「髪」と呼ばれているのは「毛幹」。髪の毛の成長は、「毛根」が司っている。
- 毛根部にある「毛乳頭」が、髪の成長を促したり止めたりする指示を出している。
- 細く短い抜け毛が増え始めたら注意！　髪が不健康な状態になってきている可能性が。

POINT 1

**髪は毛母細胞が分裂して成長する**

髪は頭皮から出ている「毛幹」と、頭皮の中にある「毛根」に分かれます。「毛根」の先には「毛球」、さらにその先には「毛乳頭」があり、毛母細胞に対して髪の成長を促したり止めたりする指示を出しています。「毛根」は胎児のときにつくられ、その数は変わりません。

# 毛髪のしくみを知っておこう

## ［毛根部の構造］

髪の毛は、頭皮の表面から出ている「毛幹」、頭皮の中にある「毛根」でできています。髪の毛の成長には毛根が重要となっています。

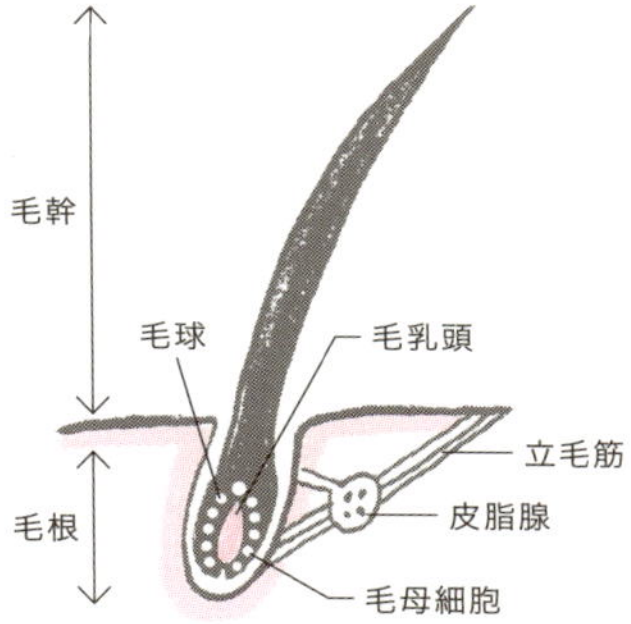


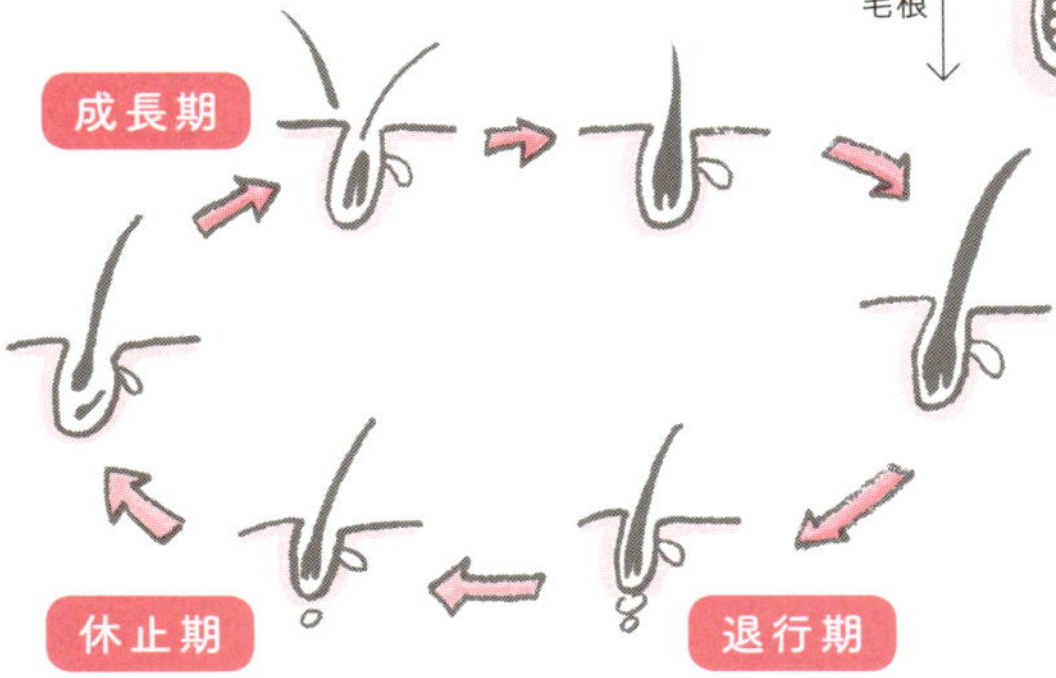


## ［ヘアサイクル］

髪には一定の寿命があり、成長した後に自然に抜け、再び抜け落ちたところから新しい髪が生えてきます。この繰り返しをヘアサイクルと呼びます。

ヘアサイクルには一定の周期があり、多くの期間は毛母細胞が分裂して新しい髪がのびる「成長期」にあたります。やがて髪の成長が止まる「退行期」になり、「休止期」になると、2～3ヵ月で新たにつくられた毛によって押し出されるように抜け落ちます。健康な髪のヘアサイクルは平均4～6年です。

POINT 2

### 薄毛のヘアサイクルは成長期が短い

日本人の髪の本数は平均10万本。ヘアサイクルから計算すると、成長した髪が１日約50～１００本抜けるのは自然な生理現象です。ただし、成長途中の短く細い抜け毛が増えてきたら注意。これは成長期が短くなっていることを示し、髪が不健康な状態になっているサインです。

森拓のちょっと一言

**髪の悩みは努力次第で抑えられる！**

# サプリメントとの付き合い方

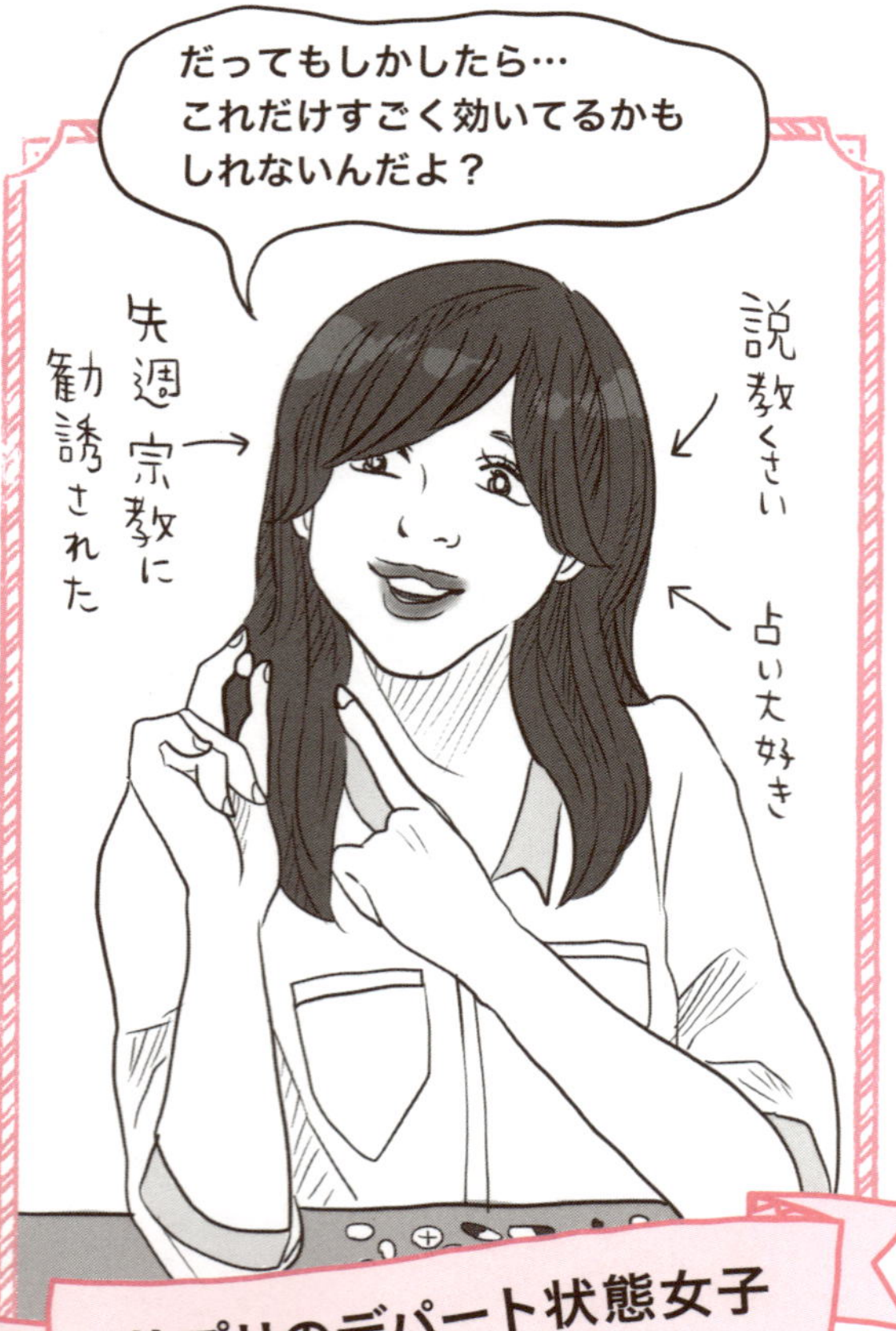
だってもしかしたら…
これだけすごく効いてるかも
しれないんだよ？
先週宗教に勧誘された
説教くさい
占い大好き

## サプリのデパート状態女子

### 特徴

- ピルケースには常時10種類以上のサプリ
- 自宅の一角には薬棚のごとくサプリが並ぶ
- オーガニックや天然由来にこだわる本格派

**DATA**

栄養はサプリ頼り

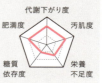

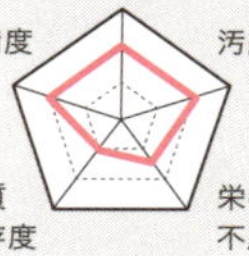

ここを
CHANGE

# サプリの素材や価格にこだわらず、効果が実感できるものだけ飲めばよし！

そのワケ 1

## 万人に効く「薬」ではない。体感が得られないならやめる

サプリメントは食事から摂り切れない栄養素を補完するのに便利ですが、「飲んでも飲まなくても変わらないや」というなら、別にムリをして飲み続ける必要はありません。**特定の栄養素を過剰に摂取することによって、体に負担がかかる場合もあるから**です。

また、「サプリは種類が多過ぎて何を飲めばいい？」という初心者には、**まずはプロテインと、ほぼ必要な栄養素の揃っているマルチミネラルビタミン**をオススメします。

そのワケ 2

## 石油由来、天然由来にかかわらず体に入ってしまえば同じ

サプリの価格とクオリティは比例するのかという疑問にお答えします。ここに、「石油由来」「天然のアセロラ」「とうもろこし」と原材料と価格がバラバラのビタミンCのサプリがあるとします。一見、天然のアセロラから抽出されたものが断然体にも良さそうな気がしますが、**最終的に体内に入るのは間違いなくどれも同じビタミンC**です。

天然由来だから高い効果を発揮するかというと、必ずしもそうとはいい切れないのです。

# ダイエット系
# サプリメントリスト

ドラッグストアやインターネットではさまざまな種類のサプリメントが売られているので、どれを飲んだらいいの？　と迷う人が多くいます。ここでは、主なダイエット系サプリメントを紹介しますので、自分の生活や目的に合ったものを選ぶための参考にしてください。

## 脂肪燃焼編

脂肪燃焼の効果を上げたり、助けたりするサプリメントです。

### ［カルニチン］

アミノ酸の一種で、脂肪をエネルギー生産工場であるミトコンドリアに運ぶ役割を担っている。脂質ないし、糖質をエネルギーに変えるとき、カルニチンがないとつくれない。不足すると代謝が落ちる。

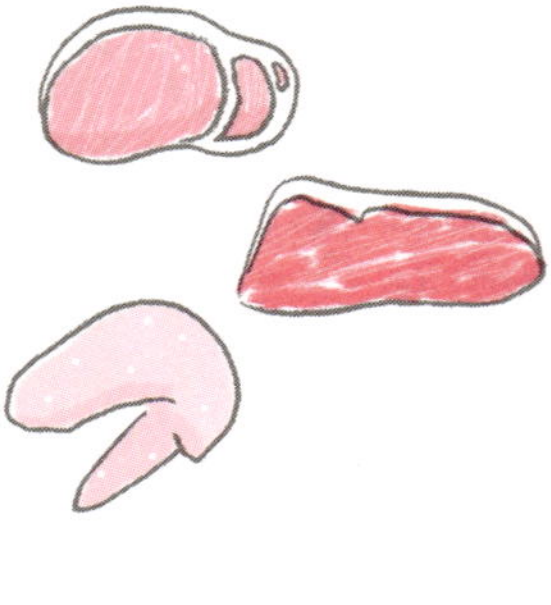

食べ物で摂るなら／肉類。とくに馬、羊
有効摂取量／1日750mg

## [コエンザイムQ10]

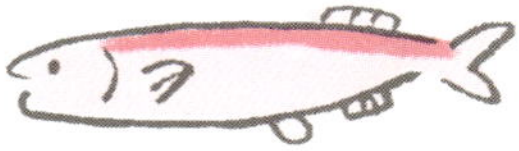

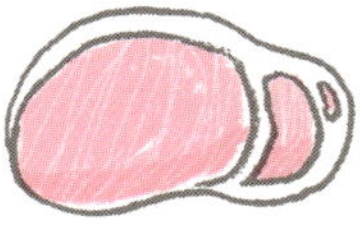

　ミトコンドリアの活性化を担い、エネルギーの代謝を上げる。カルニチンと相性が良い。酸化型と還元型があり、後者のほうが摂取効率が良い。年齢とともにコエンザイムQ10の体内量は減っていくので、30～40歳を過ぎてからのほうが摂取効果を感じやすい。

食べ物で摂るなら／イワシ（6尾で30mg）
有効摂取量／1日100mg
摂り方／油との相性が良く、食事後や脂溶性ビタミンと一緒に摂る。粉よりジェル型で

## [カフェイン]

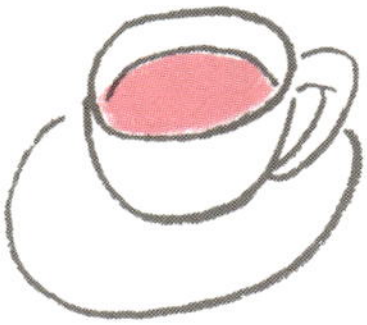

　脂肪細胞から脂肪酸を分解して血中に放出する働きがある。運動前に飲むことで効果を上げやすくなるが、運動をしていない人は効果が薄い。

食べ物で摂るなら／コーヒー、紅茶
有効摂取量／体重1kgあたり3～5mg

# 代謝アップ＆食欲抑制＆なかったことに編

　血糖値を上がりにくくしたり、食欲や吸収を抑えたりするサプリメントです。

## ［アルファリポ酸（代謝アップ系）］

　ヨーロッパでは糖尿病の薬として用いられ、インスリンの感受性を上げ、血糖値を上がりにくくする。食後の高血糖が気になる人にオススメ。抗酸化作用も高い。

**食べ物で摂るなら**／緑黄色野菜（人参、トマト、ブロッコリー等）
**有効摂取量**／ 100mg

## ［オルニチン（代謝アップ系）］

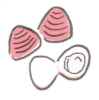

　アミノ酸の一種で、成長ホルモンを出しやすくするためアンチエイジング（シミ、シワ、ハリなど）に効果が期待できる。また、肝臓機能をサポートし代謝を上げやすくする。お酒を飲む人にオススメ。

**食べ物で摂るなら**／しじみ（100gあたり14mg）
**有効摂取量**／ 500 ～ 1000mg

## [ガルシニア・カンボジア(食欲抑制系)]

アーユルヴェーダにおいて胃潰瘍の薬として使われている。脂肪合成を防ぎ、食欲を抑制する。

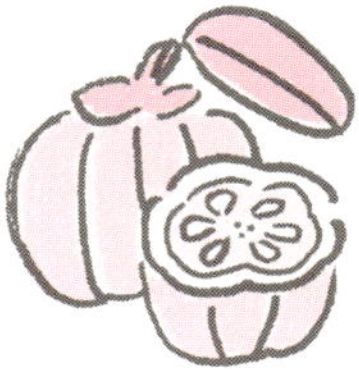

**有効摂取量**／1日 500mg

## [ギムネマ(なかったことに系)]

アーユルヴェーダでは、糖尿病予防の薬として使われているハーブの一種。糖の吸収を抑制し、血糖値の上昇を抑える。お腹が張る、おならが出やすくなるなどの副作用がある。

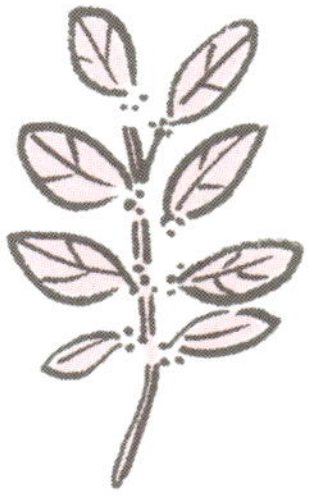

**食べ物で摂るなら**／ギムネマ茶

＼ さらに…… ／

このほかに、乳酸菌のサプリメントや大豆由来のアミノ酸サプリメントなどは便秘解消に効果的といえます。

サプリメントは必ず摂取しなければならないものではありません。食事だけで栄養が補えればベストですし、サプリを摂っても、調子が大して変わらないなら、飲まなくてもいいといえます。

# コラーゲン&コエンザイムQ10の新見解

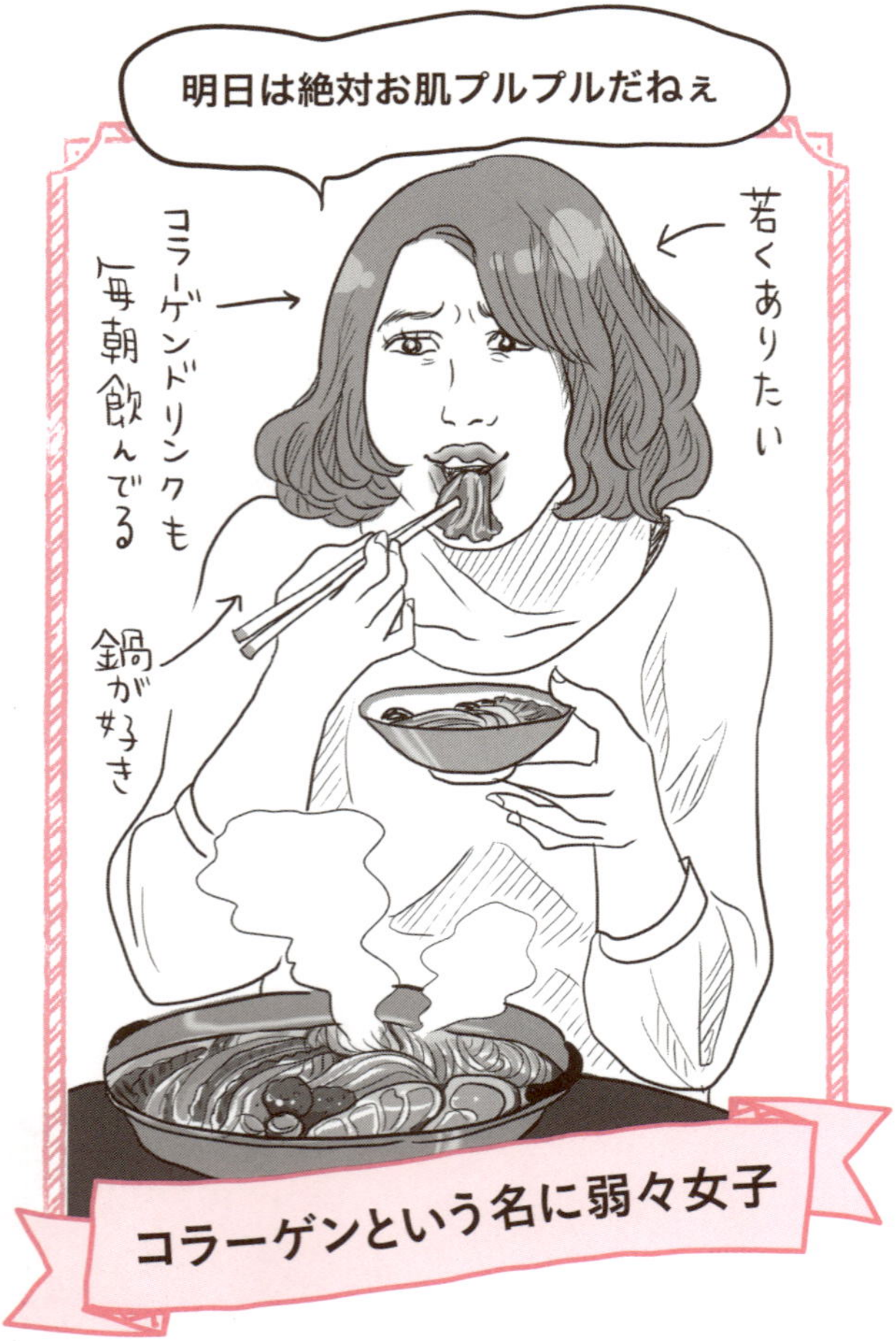
明日は絶対お肌プルプルだねぇ
若くありたい
コラーゲンドリンクも毎朝飲んでる
鍋が好き
コラーゲンという名に弱々女子

**特徴**

- 真夏でもコラーゲン美肌鍋
- ネットでコラーゲンボールを爆買い
- Q10サプリも飲んでいるが効果がわからない

**DATA**

コラーゲン大好き

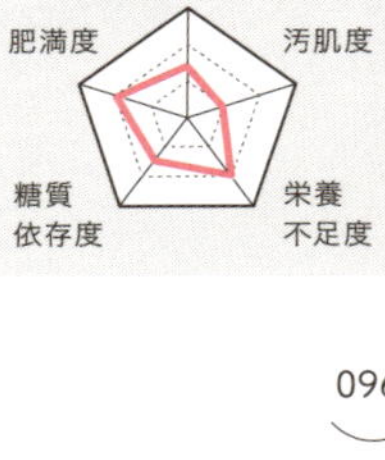

ここをCHANGE

# コラーゲンは摂りたければどうぞ。コエンザイムQ10は「還元型」を

そのワケ 1

## コラーゲン＝お肌プルプルは あまりにも飛び過ぎ

コラーゲンは保湿力があるため、塗ることによって肌の乾燥を防ぐことはできます。またコラーゲン入りのサプリやドリンクを飲むことによって、**「肌のコラーゲンを増やせ！」というシグナルが線維芽細胞に入り、生成能力が高まる**ともいわれています。

ただし、飲んだものがそのまま肌に吸収されるということは栄養学上ありえないため、コラーゲンを飲めば〝即お肌プルプル〟になるという見方はあまりに飛び過ぎています。

そのワケ 2

## コエンザイムQ10「還元型」は 値段も高いが摂取効率も高い

一時ブームになったコエンザイムQ10。**線維芽細胞の活性化を促し、シワを薄くするなどのアンチエイジング効果**が謳われています。

これはイワシやブロッコリーなどに含まれていますが、**食事から必要量の1日100ミリグラムをカバーするのは至難のワザ**なので、サプリを活用するのも手。価格は高めですが、効率良く摂取できる**「還元型」**を選ぶこと。カプセルに入ったジェル状のものを、化粧水などに割り入れて使っても良いでしょう。



森拓ダイエット格言　話題の成分も真偽を確かめる

DIET COLUMN*01

# 肉の摂り過ぎでおならがクサくなる？

動物性たんぱく質の摂取にウエイトを置く、森拓式代謝アップ食。「こんなに肉をたくさん摂ると、おならがクサくなるのが心配です……」といわれることがあります。

確かに、動物性の食品を摂り過ぎると腸内の悪玉菌が増えやすくなりますが、「肉がダメ」というよりは**肉食に対応できる腸内環境ができていない**、要は**悪玉菌を処理できる腸内細菌を十分に持っていない**ことがニオイ発生の原因になっていると思われます。

対策としては、そもそもの量を減らして考えてみることはもちろん、**動物性よりも植物性のたんぱく質のウエイトを上げたり、腸内の善玉菌のエサになる水溶性食物繊維・イヌリンのサプリメントなどを足すなどして腸内バランスを整えていくのが有効**です。菊芋の主成分であるイヌリンは消化・吸収されない水溶性食物繊維の一種で、食品では菊芋のほか、ごぼう、チコリ、玉ねぎなどの根菜類に多く含まれています。

あとは、**善玉菌の働きを活性化して腸内環境を整えるプロバイオティクス（乳酸菌、ビフィズス菌、麹菌など）を摂るのも効果的**。これは、ヨーグルトや納豆、キムチ、ピクルスといった発酵食品に含まれています。もちろん、悪玉菌を増やす原因になるオメガ6やトランス脂肪酸、合成保存料たっぷりの加工食品を減らすのは大前提です。

**腸内環境の悪化は、肌のコンディションにも大きな影響をもたらします**。「腸の粘膜は、その人の肌の状態をあらわす」ともいわれるくらいですから、美容のためにも腸内の健康状態をいま一度見直してください。

# 第2章

# 代謝・美養のための生活習慣13

代謝アップと美養のためには、
食事のほかに毎日の生活習慣が重要になります。
ひとつずつ、
見直してみませんか？

# 肥満レベルの把握がスタートライン

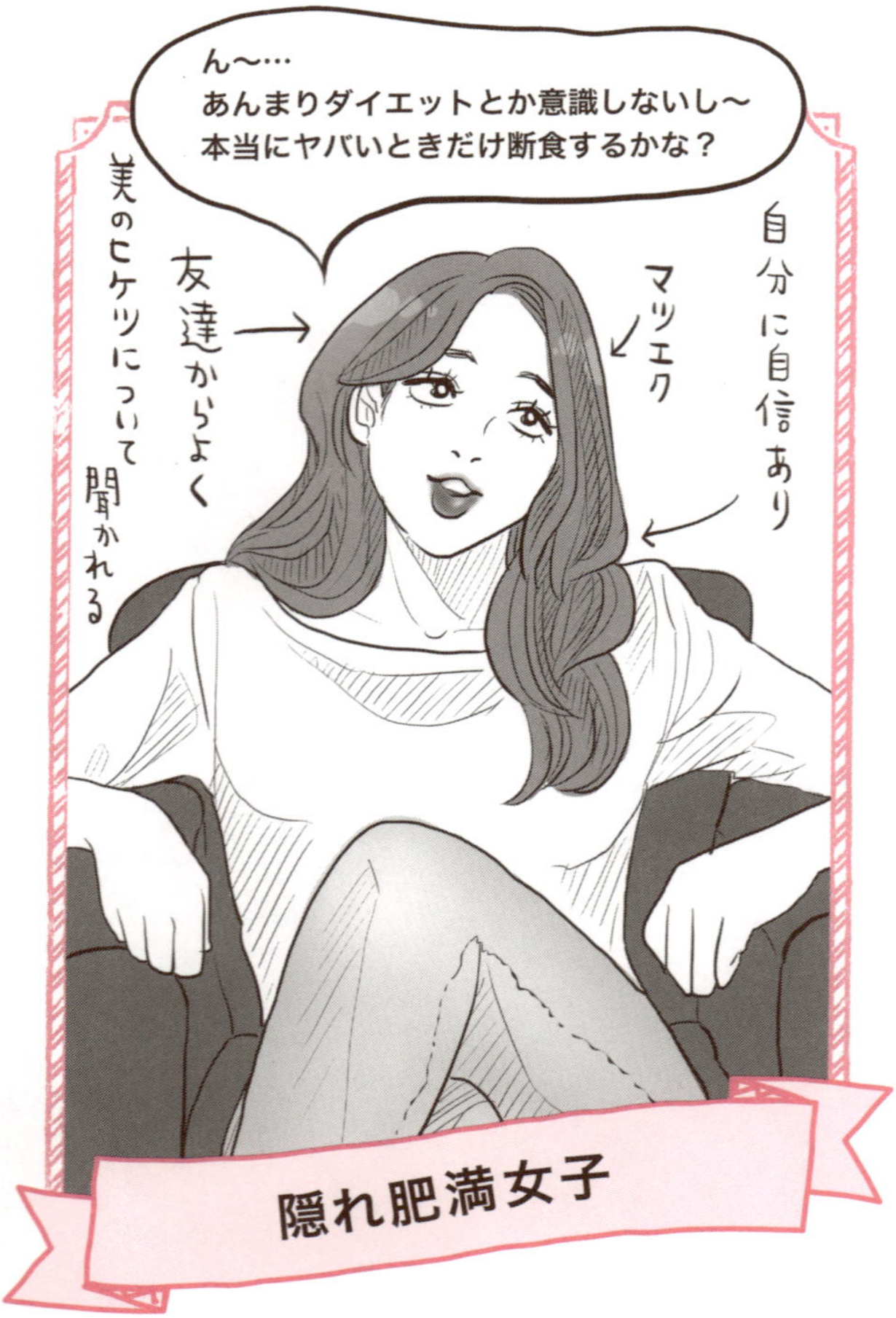
ん〜…
あんまりダイエットとか意識しないし〜
本当にヤバいときだけ断食するかな？
自分に自信あり
マツエク
友達からよく
美のヒケツについて聞かれる

## 隠れ肥満女子

特徴

- 体脂肪率 30%以上のややポチャ子
- 着やせするがお腹は浮き輪
- 男子のウケはわりといい

DATA

脂肪が多・筋肉が少

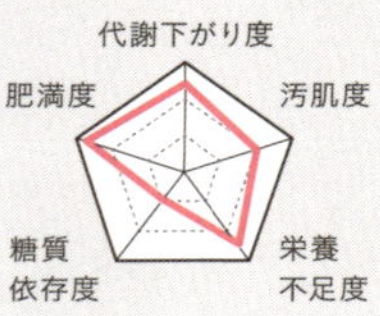

ここを CHANGE

# 自分の肥満レベルを知らずしてダイエットを始めるな！

そのワケ 1

## 肥満度を知らない＝何も用意せずフルマラソンへ挑戦するのと同じ

今の自分を知らないままダイエットをスタートするのは、何の準備もせずにフルマラソンを走りだすのと同じ。完走しきれず、途中でリタイアするのが目に見えています。

まず、P－02のBMIチェック表と体脂肪率を見て、**自分の「肥満指数」と「肥満タイプ」を正しく把握することから始めましょう。**とにかくやせたい一心で「とりあえず43キロ」など、何の根拠もない無謀な目標数字を掲げることだけはやめてください。

そのワケ 2

## ガチ肥満or隠れ肥満かどうかで対処法が違う

BMI25以上の「見るからに肥満！」という女子はいわずもがな、問題なのは同じ〝**要注意ゾーン**〟**にいる隠れ肥満タイプ**です。隠れ肥満とは、適正範囲といわれるBMI18・5〜25の中にいるものの、体脂肪率が30％を超えている人たちのこと。

彼女たちは体脂肪が多く筋肉が少ないタイプですから、体重を減らすことだけに躍起になると危険。**ない筋肉をますます落とし、よりやせづらい体をつくることになります。**



森拓ダイエット格言 現実を知らずしてダイエットを始めるのは、スタートでつまずいたも同然

# BMIで自分の肥満スペックを知る

ザックリまとめると……

- BMIとは、身長と体重からはじき出したその人の「肥満指数」を表す。
- BMI上の理想数値は、BMI22、体脂肪率24％くらい。
- 美容的な理想数値は、BMI20、体脂肪率20％を下回る。このラインを目指す女子が多い。

POINT 1

**肥満指数・BMIの割り出し方**

BMI（ボディ・マス・インデックス）は、身長と体重からみた肥満指数です。その割り出し方は、体重（キログラム）÷｛身長（メートル）×身長（メートル）｝。たとえば、160センチ57キロの女性の場合は、57÷（1.6×1.6）＝22・26。BMIは22の適正範囲に位置します。

## BMIチェック表

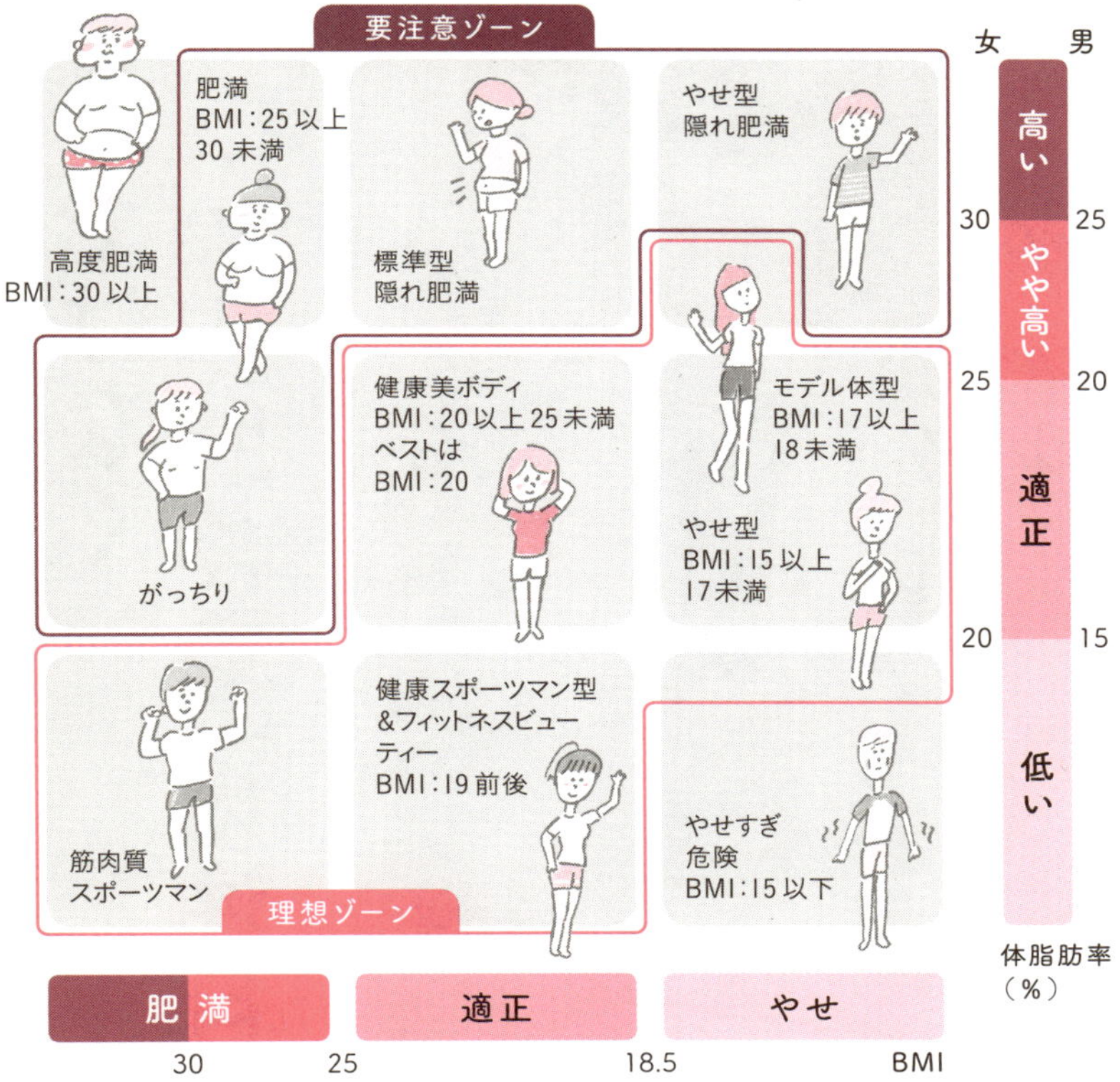


POINT 2

### 理想体重と美容体重は違う

BMIが22で体脂肪率が24%の女子は理想的な「健康美ボディ」のカテゴリーに入るものの、一般的な感覚でいうと〝ちょいポチャ〟。実際はBMI18・5～19、体脂肪率が20%を切る数値を目指す女子が多いようです。

森拓のちょっと一言

**自分を客観視できない女子はやせられない**

# 「体重」ではなく「除脂肪体重」に注目

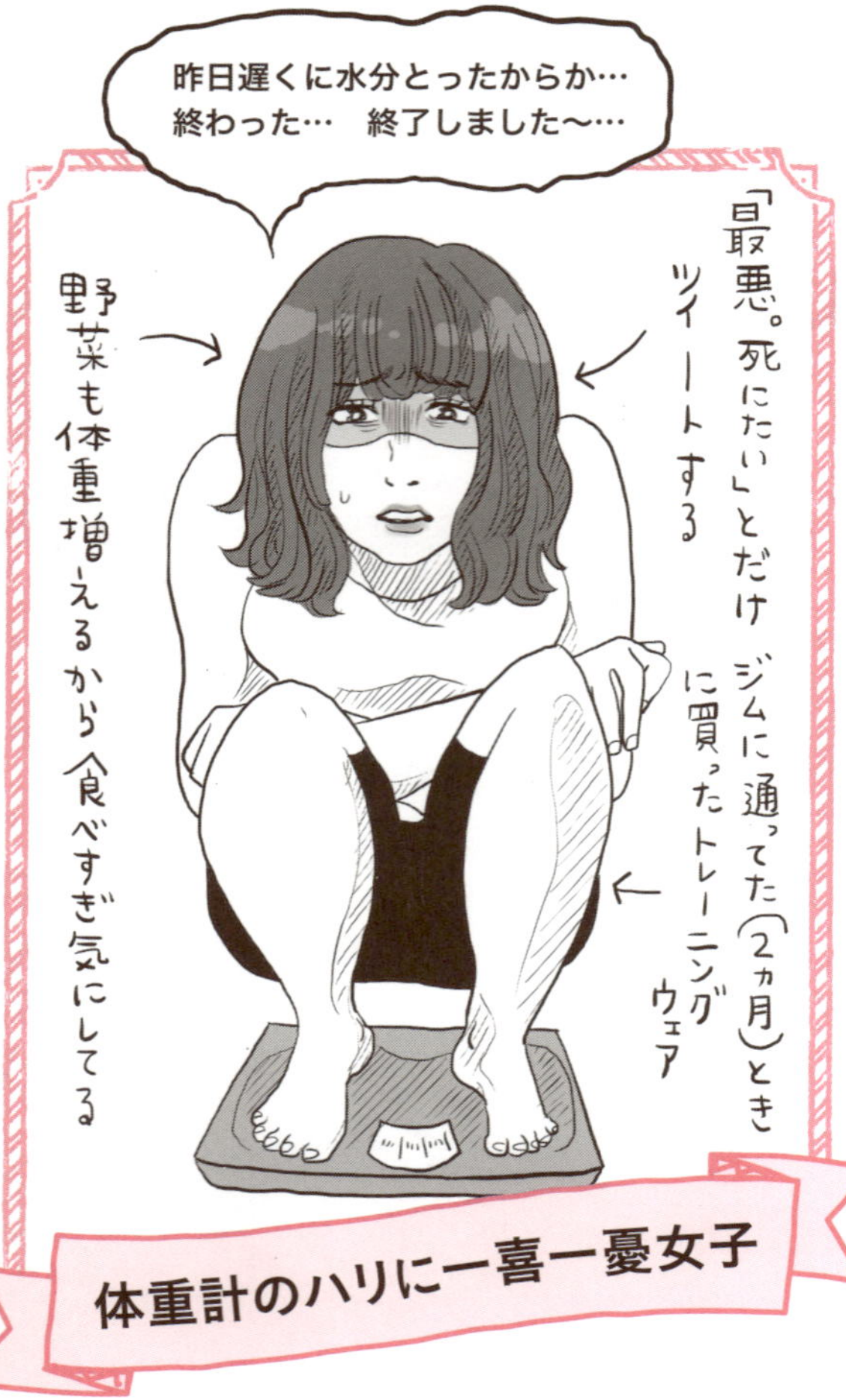
昨日遅くに水分とったからか…
終わった…　終了しました〜…
「最悪。死にたい」とだけツイートする
ジムに通ってた（2ヵ月）ときに買ったトレーニングウェア
野菜も体重増えるから食べすぎ気にしてる

## 体重計のハリに一喜一憂女子

**特徴**

- 最初の1週間は体重計に乗るのが楽しみ
- そのうち0.5キロの体重増減に一喜一憂
- 基本、ネガティブ思考

**DATA**

リバウンド率が高い

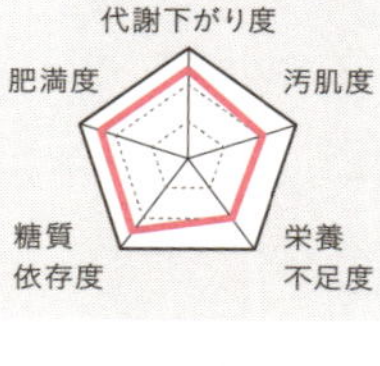

ここを CHANGE

# 体重を減らすことよりも、体脂肪を減らす努力を！

そのワケ 1

## 体重ではなく余計な体脂肪を落とすことがダイエットの目的

1日何回も体重計に乗っては「太った、やせた」と一喜一憂する女子がいますが、体重が減っているからといって同じように体脂肪が減っているわけではありません。**その日食べたものや水分の量で、2キロくらいの体重増減はざらにあります。**

ムリがないのは、1ヵ月に1キロ前後体脂肪を落としていくやり方。5キロ以上はやり過ぎで、リバウンドする可能性が高いです。**体脂肪が減れば、体重も自然に減ります。**

そのワケ 2

## 代謝の要となる筋肉を減らすとやせにくくなる

除脂肪体重とは言葉のとおり、脂肪を除いた体重のことで骨・筋肉・内臓の重さを指します。体重50キロで体脂肪率が20％の女子がいたら、脂肪の重さは10キロ。体重から脂肪の重さを引いた40キロが除脂肪体重です。

そこから、骨・筋肉・内臓の内訳までは出せませんが、**一番増減しやすいのは筋肉の重さ**。筋肉は代謝のために必要なものですから、**除脂肪体重を維持または増やすように努める**ことが大切になってきます。



森拓ダイエット格言 体重の増減に振り回されるのはナンセンス

# 隠れ肥満はこうしてつくられる！

ザックリまとめると……

- リバウンドを繰り返すたびに、除脂肪体重（筋肉）が減り体脂肪だけが増えていく。
- 隠れ肥満を解消するためには、筋肉は減らさず体脂肪だけを落とすことが必要。
- まず、たんぱく質中心の食事で体重を1.5キロほど増やすつもりで食べることを重視する。

POINT 1

**リバウンド後で変わる体組成**

若い頃に左ページのようなリバウンドを何度も繰り返し、カロリー制限食で筋肉を削りながら脂肪だけを増やしていった結果、体重は標準圏内・体脂肪過多の〝隠れ肥満〟が生まれます。彼女たちの中には、たんぱく質の摂取や運動で筋肉を増やそうという概念がありません。

## 隠れ肥満の作り方

ムリなダイエットをしてリバウンドを繰り返すと、筋肉が減って脂肪が増え、隠れ肥満の体型になります。

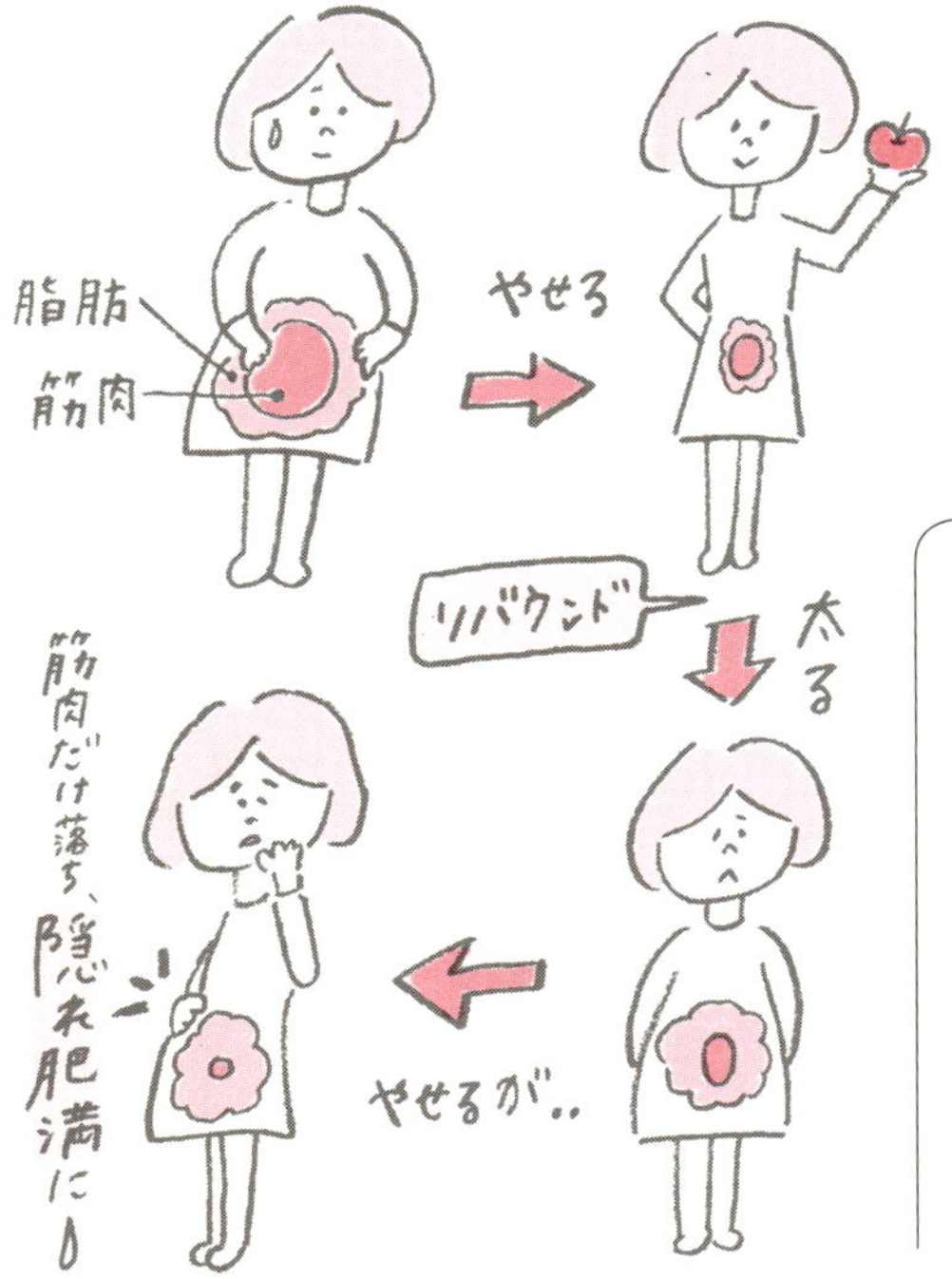


たとえば体重55キロで体脂肪率24%の人が「○○だけダイエット」というようなもので、50キロ・体脂肪率20%になったとする。そこでまた好きなものを食べ始めて55キロにリバウンドした場合は、筋肉は増えず体脂肪だけが5キロ増えた計算になり、最初の55キロとは体組成が大きく違ってくる。

**POINT 2**

### 除脂肪体重（筋肉）を増やすことが先決

隠れ肥満を解消するためには、体重を減らすことより除脂肪体重を増やすことが先決。たんぱく質中心の食事で体重を1.5キロほど増やし、筋肉をつけてから体脂肪だけを落としていくというやり方をとっていきます。

**森拓のちょっと一言**

**体重だけ見ても隠れ肥満から抜け出せません**

# 減量とダイエットは似て非なるもの

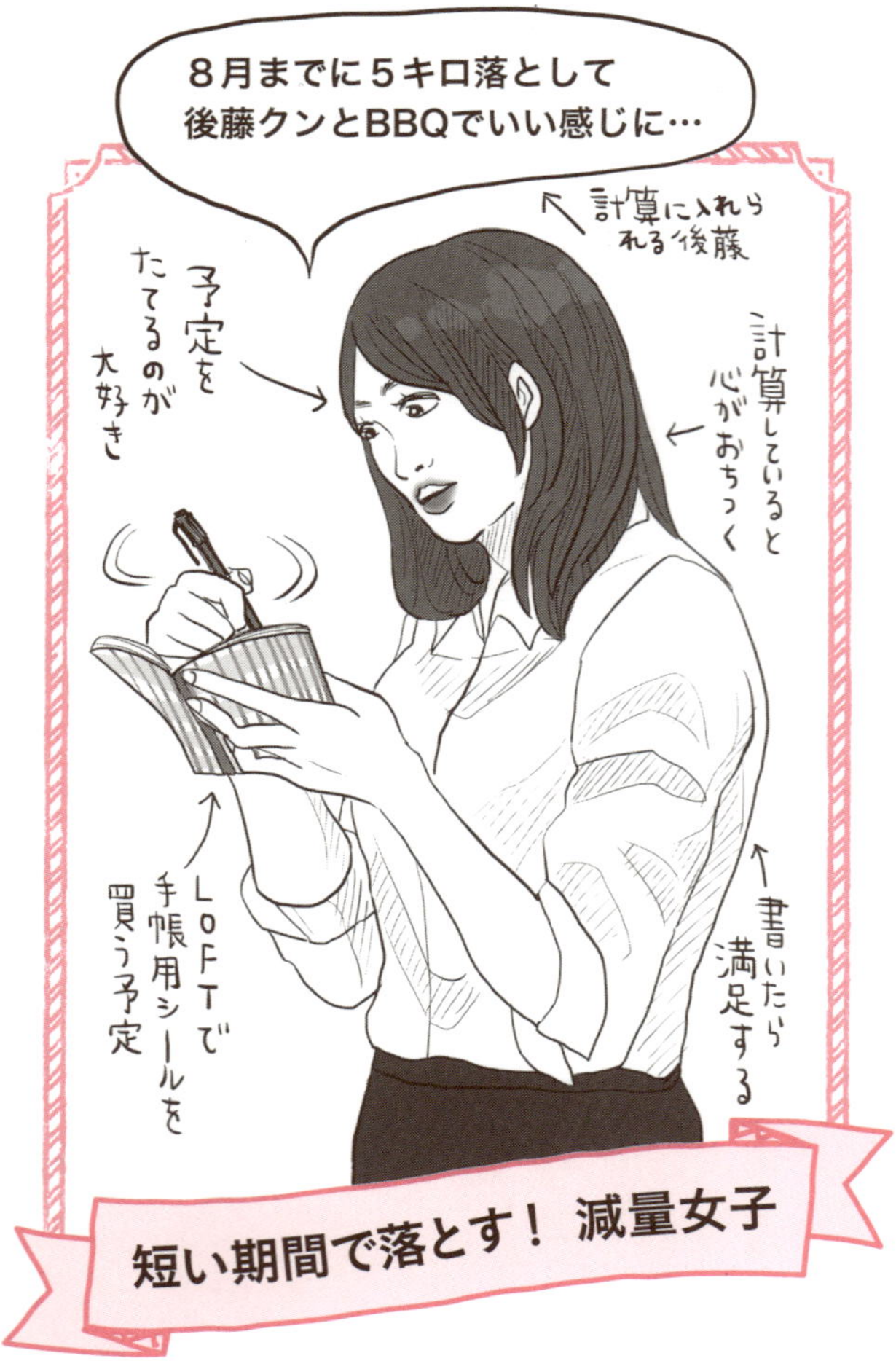
8月までに5キロ落として
後藤クンとBBQでいい感じに…
計算に入れられる後藤
予定をたてるのが大好き
計算していると心がおちつく
LOFTで手帳用シールを買う予定
書いたら満足する
短い期間で落とす！　減量女子

**特徴**

- 肥満歴＝年齢と同じ
- 子どもの頃から太目。家族も太目。
- やせたら人生が変わると信じている

**DATA**

これまでずっと肥満

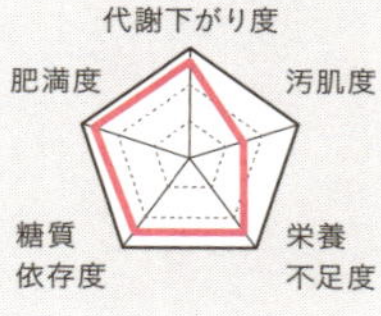

ここをCHANGE

# ダイエットの本質は、「食の改善」。減量を目的とするなら期間限定で

そのワケ 1

## ダイエットとは健康的な体になるための食事療法

ダイエットの語源は、ギリシャ語で「生き方」「生活様式」を意味するｄｉａｉｔａ。現代では、**「健康的な体になるための食事療法」**という意味で使われ、やせ過ぎの人が正しい食事で適正体重に戻していくこともダイエットになります。

ダイエットとは、目標体重到達地点をゴールとする「減量」とは異なり、**健康な体を維持していくために必要な「食べ方」を身につけていくこと**なのです。

そのワケ 2

## 1日1.5食を2～3ヵ月限定で行うのがムリのない減量スタイル

もし緊急を要する理由で「減量」をするとしたら、期間を限定してください。まず食べ方としては、**定食などたんぱく質多めの普通の食事が1回と、ゆで卵やサラダチキンなどの軽食が1回の〝1日1.5食スタイル〟**。これならお米を食べても、1日1300キロカロリー程度に収まります。そして体重の増減にモチベーションを左右されず、体脂肪の変化を見てください。減量達成後は多少体重が戻ることも想定しておいて。



森拓ダイエット格言　減量は一生続けられるものではない

# 消化・吸収・代謝のしくみ

ザックリまとめると……

- 食べ物から得た栄養素は胃や腸で消化され、腸で吸収し、ほとんどが肝臓へ渡る。
- 代謝とは、体内に入ってきた栄養素を利用したり消費したりすること。
- 消化・吸収・代謝のいずれのプロセスも大事。

POINT 1

## 生命維持に必要な代謝の役割

食べ物から得た栄養素は胃や腸で消化され、腸で吸収し、肝臓へ渡ります。代謝とは、体内に取り込まれた栄養素を使うこと。摂取したたんぱく質を筋肉や皮膚などの構成要素に変えるのも代謝。米の糖質を体内でブドウ糖に変えて、エネルギーとして消費するのも代謝です。

## 食事をすると上がる血糖値

糖質を摂ると血糖値が上がってインスリンが出ます。本来、摂る必要のなかった糖質は余ると脂肪細胞に蓄えられます。つまり、糖質を必要以上に摂ると、どんどんインスリンが分泌されるのです。

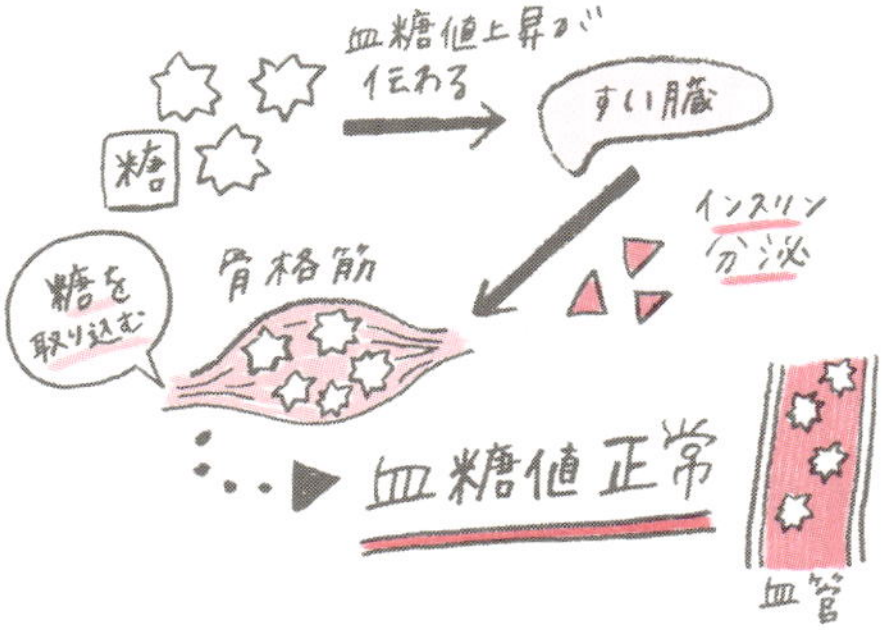


食後に血糖値が上がると、すい臓はインスリンを分泌。骨格筋に糖を取り込む。時間が経つと血糖値は正常範囲内に戻っていく。

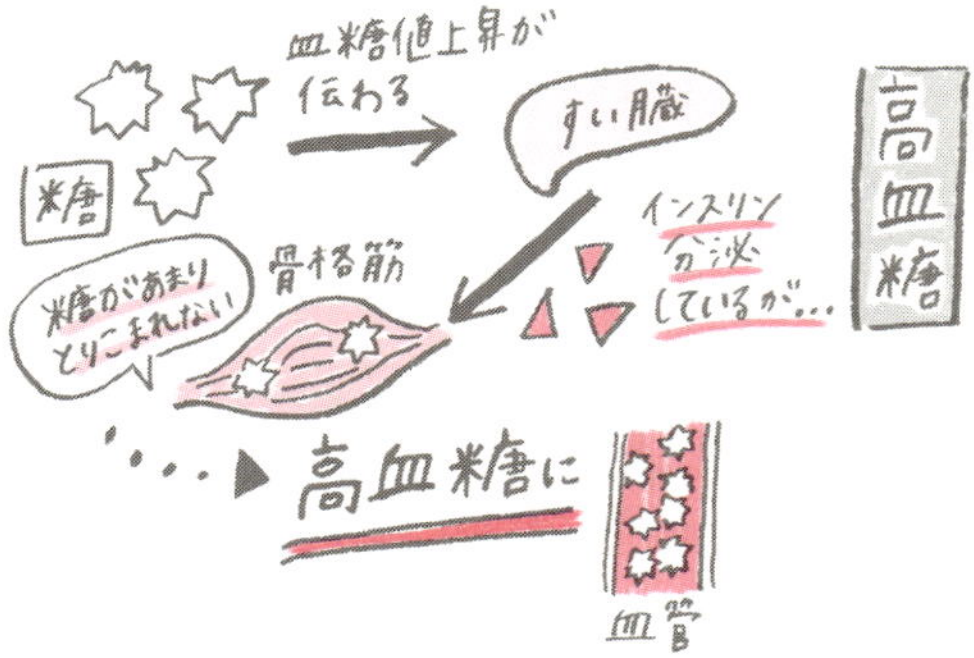


高血糖の場合は、骨格筋に血液中の糖をうまく取り込めない。血糖値は高いままになっています。

POINT 2
### 栄養が集まる肝臓は体のメガバンク

栄養素が集まる肝臓は「代謝の中枢」にあたるところで、各臓器に必要なエネルギーを渡すほか、アルコールなどを解毒するデトックス的な役割も担っています。肝臓はいわば「銀行」のような臓器なのです。

森拓のちょっと一言

**消化力と吸収力を高めることも大事です**

# 運動でやせようとするのはコスパが悪過ぎる

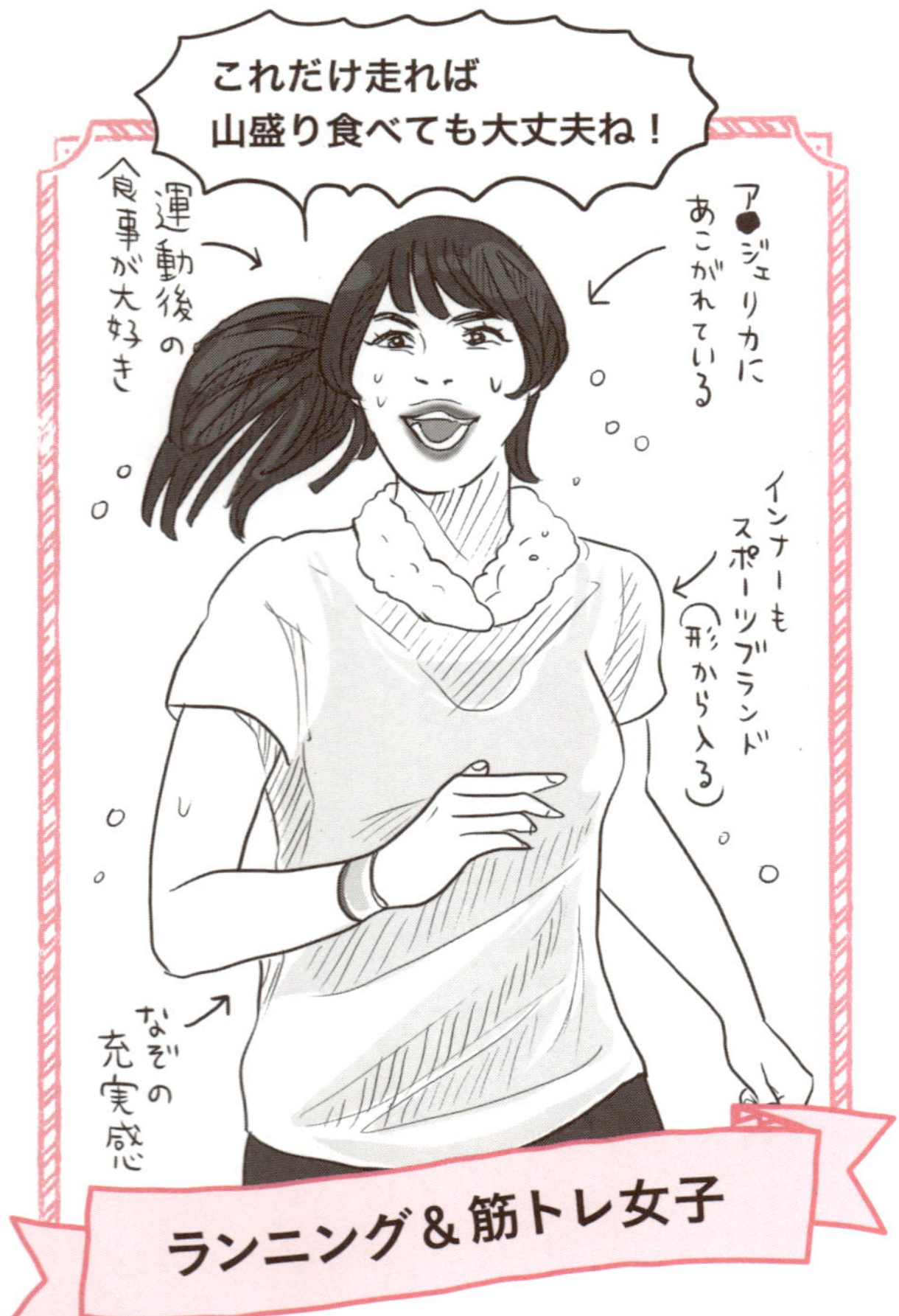
これだけ走れば
山盛り食べても大丈夫ね！
運動後の食事が大好き
ア●ジェリカにあこがれている
インナーもスポーツブランド（形から入る）
なぞの充実感
ランニング＆筋トレ女子

**特徴**

- ランニング後のビールは自分へのご褒美
- 自宅にダイエットDVDが山のようにある
- 腹筋、背筋は1日20回がノルマ

**DATA**

運動で栄養を消費

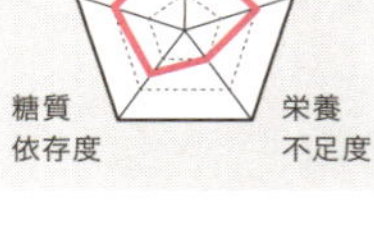

ここを
CHANGE

# 運動の前に食生活の改善を優先せよ。そして、運動＋食事制限は厳禁！

そのワケ 1

## お菓子を食べたカロリーは運動で帳消しにできない

「好きなものを好きなだけ食べたいから、運動でやせます」という女子がいますが、そう甘くはありません。50キロの人が時速8キロで30分間ランニングした場合の消費カロリーは、たったの**200キロカロリー**。何気なく口にした500キロカロリー超えのフラペチーノを相殺することなどできないのです。

そもそもあなたが太ったのは、**運動を怠けていたからではなく食べ過ぎが原因**。食の改善なくして、ダイエットの成功はありません。

そのワケ 2

## 筋肉と代謝を落としていく運動＋食事制限の組み合わせ

運動によって、カロリーだけなく、たんぱく質やビタミンミネラルをはじめとする必要な栄養素も運動で消費してしまいます。

食事制限によって**低栄養状態になっていては、新しい筋肉がつくられるどころか、代謝に必要な筋肉がそぎ落とされていく**、という悪循環を引き起こすことに。また、貧血などのリスクも上がります。運動する人こそ、**たんぱく質、ビタミン、ミネラルといった筋肉をつくる栄養素がさらに必要**なのです。



森拓ダイエット格言　運動は体を動かすことが好きな人だけやればいい

# セルライトやむくみはエステでしか落とせない？

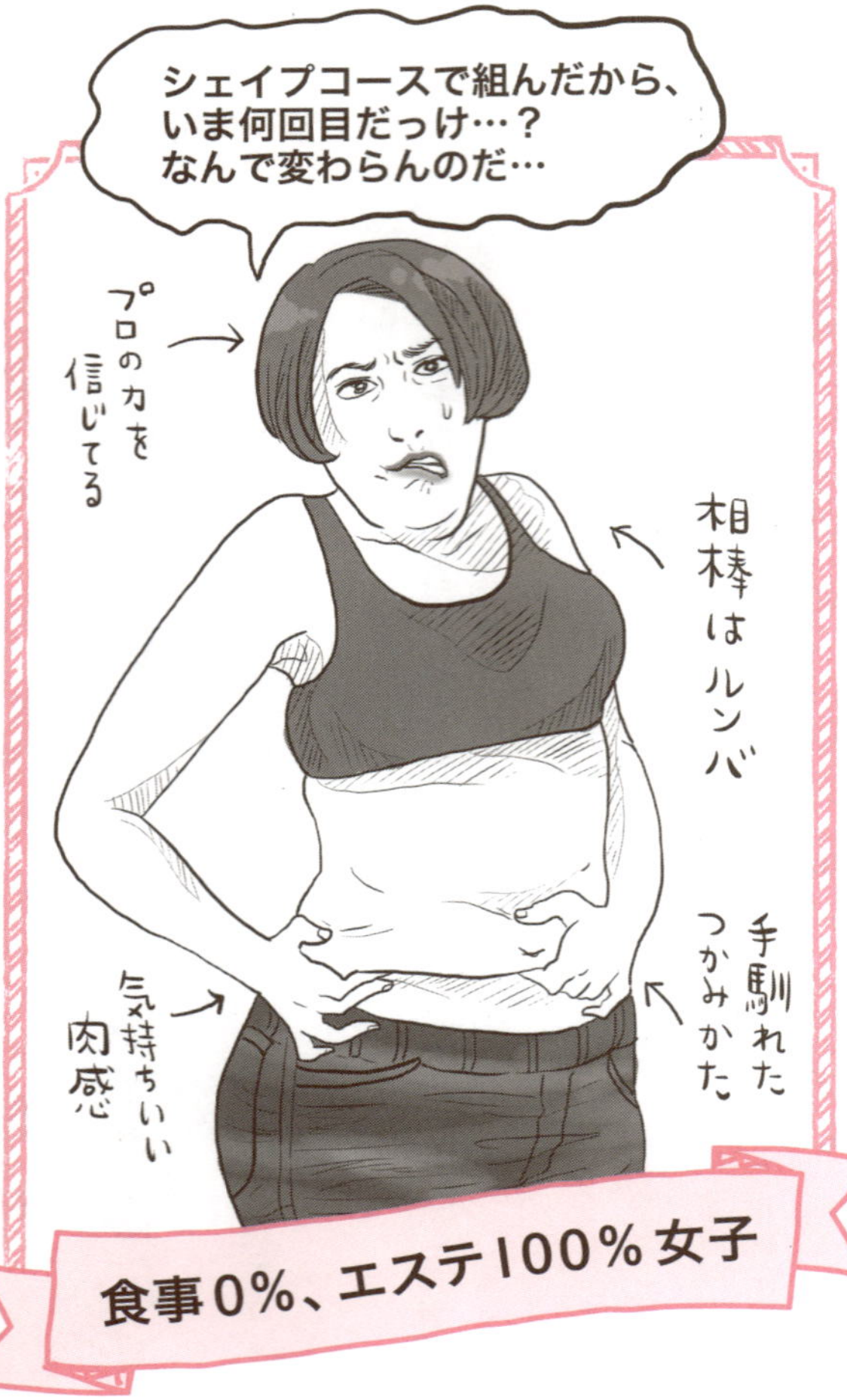
シェイプコースで組んだから、いま何回目だっけ…？なんで変わらんのだ…
プロの力を信じてる
相棒はルンバ
手馴れたつかみかた
気持ちいい肉感

## 食事0%、エステ100%女子

**特徴**

- やせる努力をするのはイヤだから人頼み
- エステのキャッチによくつかまる
- エステで買った補整下着も愛用中

**DATA**

食事に関しては変化なし

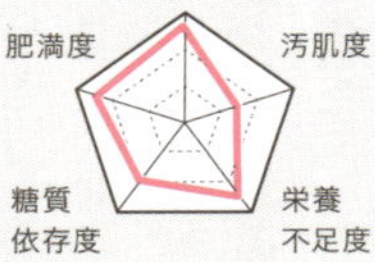

ここを CHANGE

# エステに行ってもいいけれど、食事の改善がベースにあるべき

そのワケ 1

## セルライトは体脂肪の一種。体脂肪を減らせば目立たなくなる

太ももの裏や二の腕に見える、ボコボコとした皮下脂肪の塊・セルライト。セルライトはエステなどの**マシンで温めたり、引き伸ばしたりして、柔らかくほぐすことで落としやすくすることは可能**です。

ただし、セルライトはあくまで体脂肪。エステで落としやすくしても、**食生活が乱れていては期待するほどの効果は出ません。**キレイなボディラインをつくるのにエステを利用するにしても、**食事改善が最優先事項**です。

そのワケ 2

## リンパマッサージだけでむくみの根本原因は解決できない

女子が大好きなリンパマッサージ。皮膚や脂肪をなでたり揉むだけでいきなりスリムになることはありませんが、表面や深層のリンパにアプローチすることができるので、**滞っている老廃物や水分を流してむくみを解消しやすくする効果はある**と思います。

でもこれだけでは、むくみの根本原因を解決できません。**糖質の摂り過ぎを控え、たんぱく質や鉄分、ビタミンB群、ミネラルを多く摂る**といった食事の見直しは不可欠です。



森拓ダイエット格言 小顔サロンを経営していていうのも何ですが……主役はあくまで食事

# 体重計より正確な「鏡の前で肉つかみ」

ザックリまとめると……

- 体重計の数値よりも、「どう見えるのか」が一番大事。
- 体の中で最も脂肪を落としにくいのは、二の腕、背中、腰まわり、下腹、内もも。
- この5点をつかむだけで、体脂肪の増減が一目瞭然にわかる。

POINT 1

## 脂肪の厚みから体脂肪率を測定

皮下脂肪の厚みと計算式から体脂肪率を測る「キャリパー法」というものがありますが、普通に皮下脂肪をつかむだけでも簡単に体脂肪の増減を知ることができます。やり方は簡単。体脂肪率の指標になる、二の腕と肩甲骨、おへその横と脇腹などを手でつかむだけ。

## 肉をつかんで変化を知る！

体重計で増減をチェックするより、鏡の前でどう見えるのかを確認するようにしましょう。

鏡の前に立って、体の肉をつかんでみるキャリパー法。体脂肪率の指標になるのは、二の腕と肩甲骨まわり、おへその横と脇腹など。ちなみに、体の中で一番脂肪が落ちにくいのは、二の腕、背中、腰まわり、下腹、内もも。

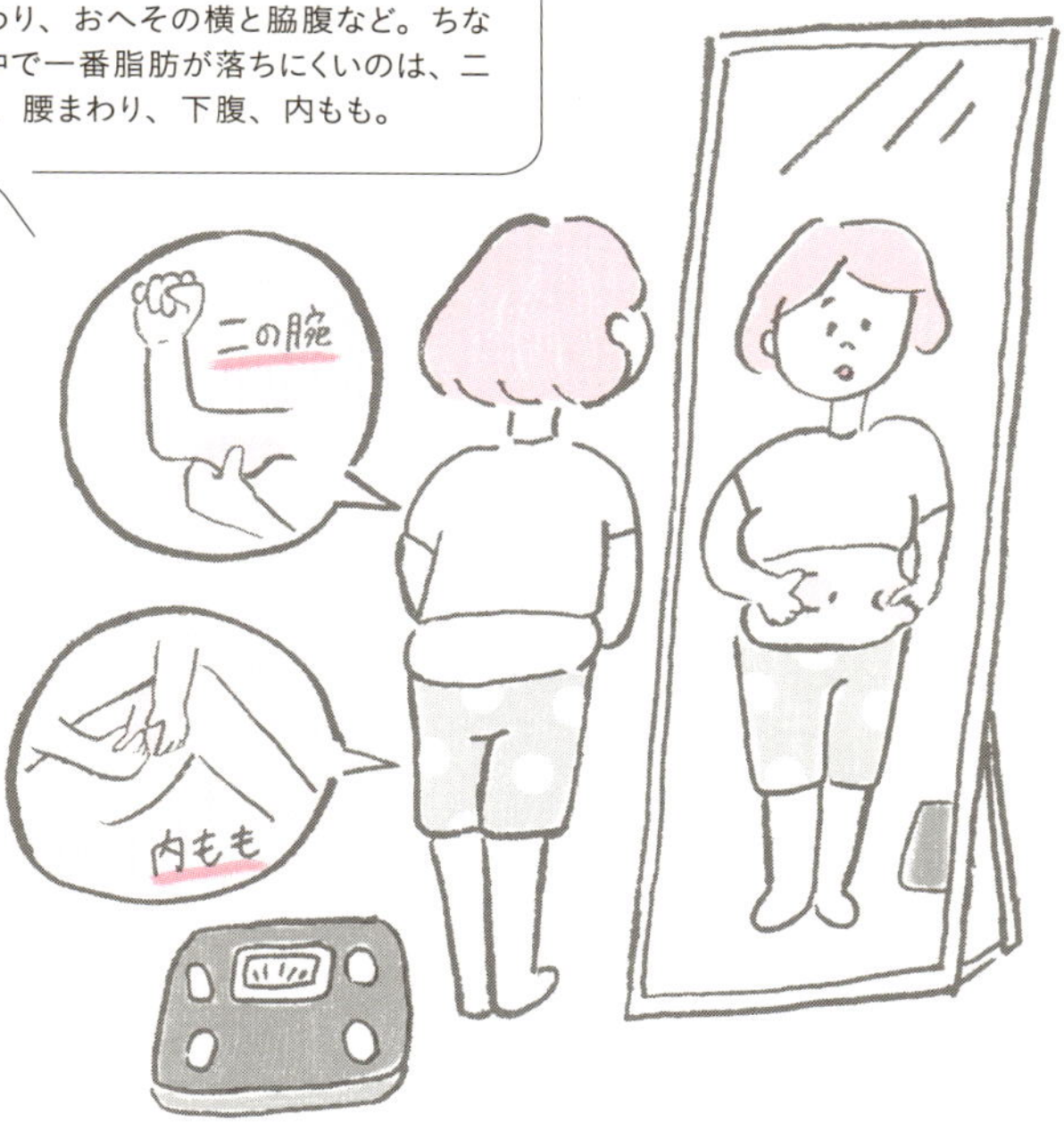


**POINT 2**

### ダイエットの難所はこの5カ所

体の中で一番脂肪が落ちにくいのは、二の腕、背中、腰まわり、下腹、内ももです。このあたりの脂肪を定期的につかみ、「肉が薄くなってきてるな」と感じられれば、本書の効果は少なからず出ているということです。

森拓のちょっと一言

**自分の目で変化を知ることが大事**

# 正しいオイルケアでガサガサ老化肌と決別

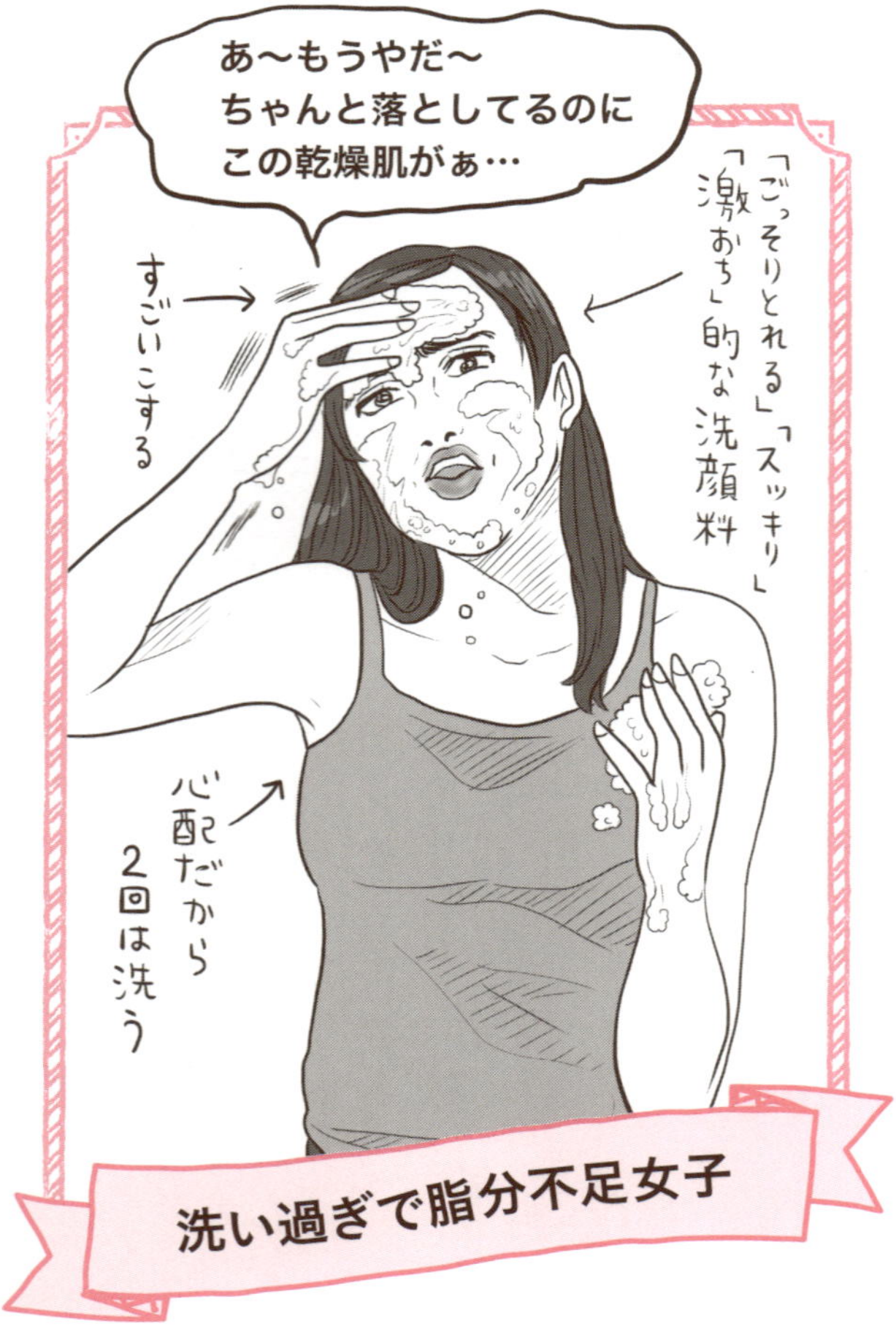


特徴

- 全身がひどい乾燥で粉吹きイモ状態
- 吹き出物予防のため油は摂らない主義
- 基礎化粧品やファンデは超乾燥肌用を使用

DATA

一年中、ずっと乾燥肌

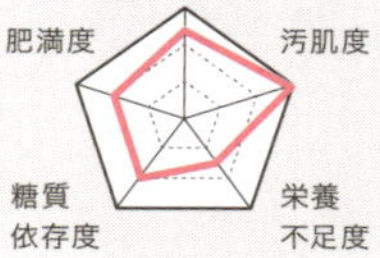

ここを CHANGE

# 肌にオイルを直接インして美肌成分を集中投下！

そのワケ 1

## オメガ3の経口摂取＆オイル直《じか》塗りで体の内外からケア

美肌をつくるためには、**皮膚の構成要素となるたんぱく質と肌の炎症を抑える良質な油**が欠かせません。ただ「食べ物からオメガ3を摂っているよ」といっても、含有量の少ないオメガ3は摂取できてもミリグラム単位にしかなりませんし、摂ったオイルがすべて肌に行き届くわけではありません。

オイルの効果を確実に届けたいなら、**顔に直接塗るのが一番**。体の外側と内側、両方のアプローチで肌トラブルを改善しましょう。

そのワケ 2

## 粒子が細かいオイルなら有効成分が浸透しやすい

世の中には化粧品があまたありますが、皮膚の上に乗せて保湿効果を得るものなのか、吸収させて深層にまで働きかけるものなのかは成分によって異なります。たとえば**コラーゲンには保湿効果がありますが、粒子が大き過ぎて肌が吸収することはできません。**

一方オイルは粒子が細かいため、有効成分を直接吸収させることが可能。中でも**アルガンオイルは、浸透力が高くべたつきにくい**ので私の小顔サロンでも使用しています。



森拓ダイエット格言　ダブル洗顔は不要。顔の洗い過ぎが肌の脂分を奪う

# ミトコンドリアの力を借りてやせ力アップ

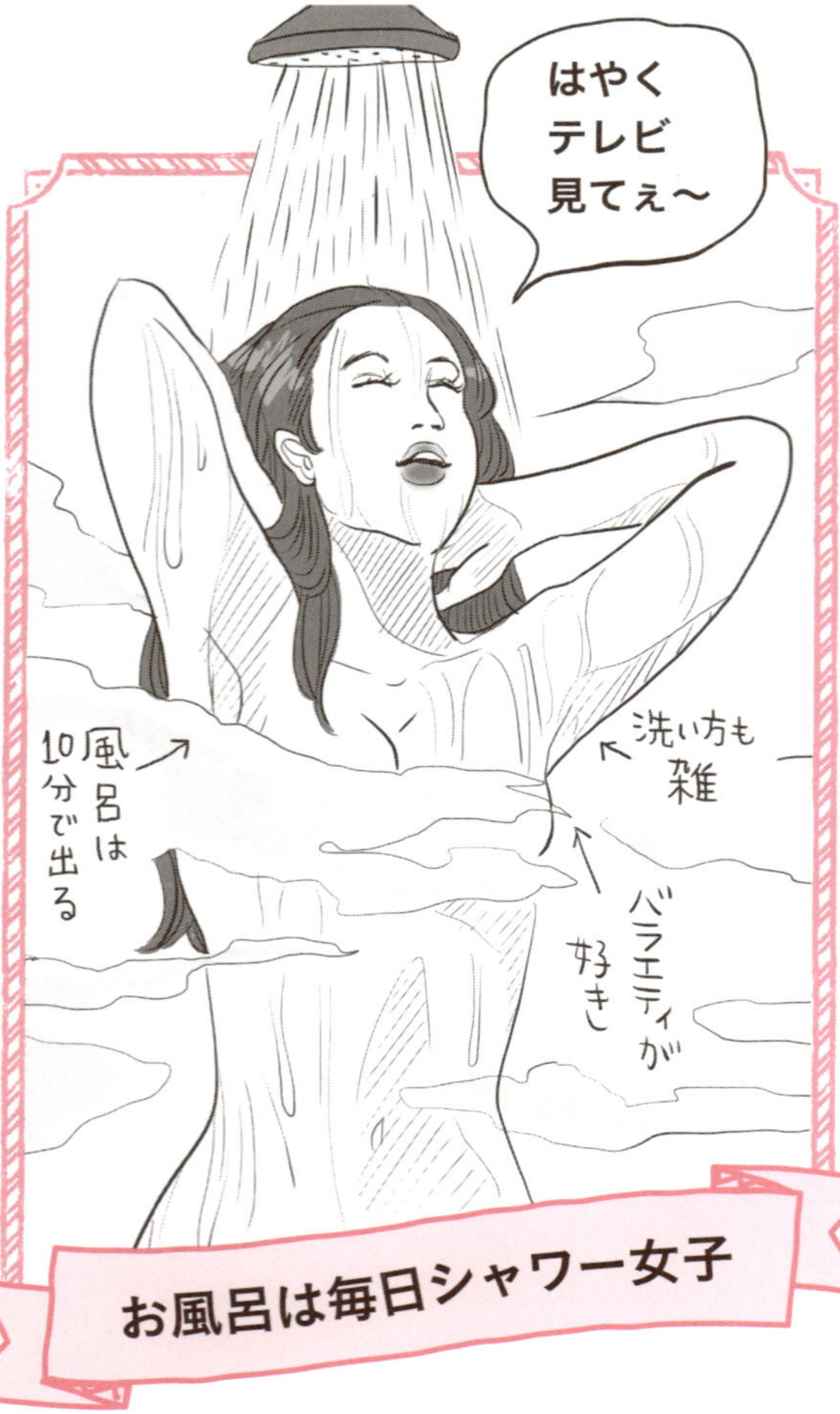
はやく
テレビ
見てぇ〜
風呂は10分で出る
洗い方も雑
バラエティが好き

## お風呂は毎日シャワー女子

**特徴**

- そもそもお風呂が好きじゃない
- 湯船につかる頻度は月1回
- 思春期男子並みのカラスの行水

**DATA**

朝シャン派にも多い

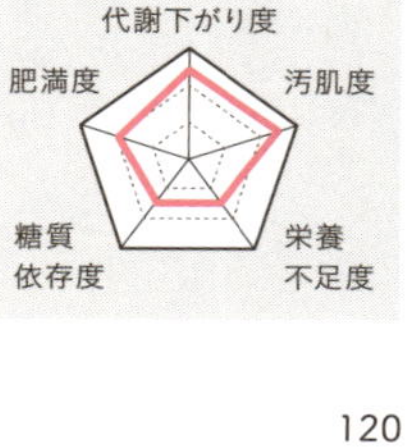

ここを CHANGE

# シャワーをやめて、ＨＳＰ温浴でミトコンドリアを活性化！

そのワケ 1

## ミトコンドリアの量を増やせば代謝力が高まる

「ミトコンドリア」。学生時代の生物の授業で聞きかじった覚えがある人が多いのではないでしょうか。ミトコンドリアは、私たち人間の細胞の中に存在する細胞小器官のひとつで、**１細胞あたり１００〜２０００個程度**含まれているといわれています。

ミトコンドリアはエネルギーの生成にかかわるため、**年齢とともに機能が低下するミトコンドリアを活性化させることが代謝を上げる有効な手段のひとつ**になります。

そのワケ 2

## ミトコンドリア活性化のコツは脂質摂取と入浴方法にあり

ミトコンドリアを活性化させるにはどうしたらいいか。まず食事面でいうと、**糖質の摂り過ぎはＮＧ**。逆に、**脂質の割合を増やし脂質代謝を引き上げることによってミトコンドリアが活性化しやすくなります。ココナッツオイルやＭＣＴオイルなどの中鎖脂肪酸、脂質代謝を助けるビタミン$B_2$、カルニチン、コエンザイムＱ10**などを摂ると良いでしょう。

ミトコンドリアを活性化させる「ＨＳＰ温浴」と「温冷浴」は、次のページを参照して。

# ミトコンドリアを活性化させる「HSP温浴」と「温冷浴」

ザックリまとめると……

- 代謝アップを促すミトコンドリアは、熱刺激を与えることで活性化する。
- HSP入浴では、42～43度のお湯に10分程度全身つかる。
- 温冷浴は、サウナ10分、水風呂5分を3回程度繰り返す。

POINT 1

**傷んだ細胞を修復させるHSP**

HSP（ヒートショックプロテイン）入浴とは、42～43度のお湯に10分程つかる全身浴です。HSPとは傷んだ細胞を修復する働きを持つたんぱく質のことで、熱刺激が入ることで増加。ミトコンドリアの活性化を担います。週に2回程度行うと良いでしょう。

## やせる体をつくる入浴法

代謝をアップするにはミトコンドリアを活性化させること。HSP入浴や温冷浴がオススメです。

**HSP（ヒートショックプロテイン）入浴**

42～43度のお湯に10分程つかる全身浴。週に２回程度行って。

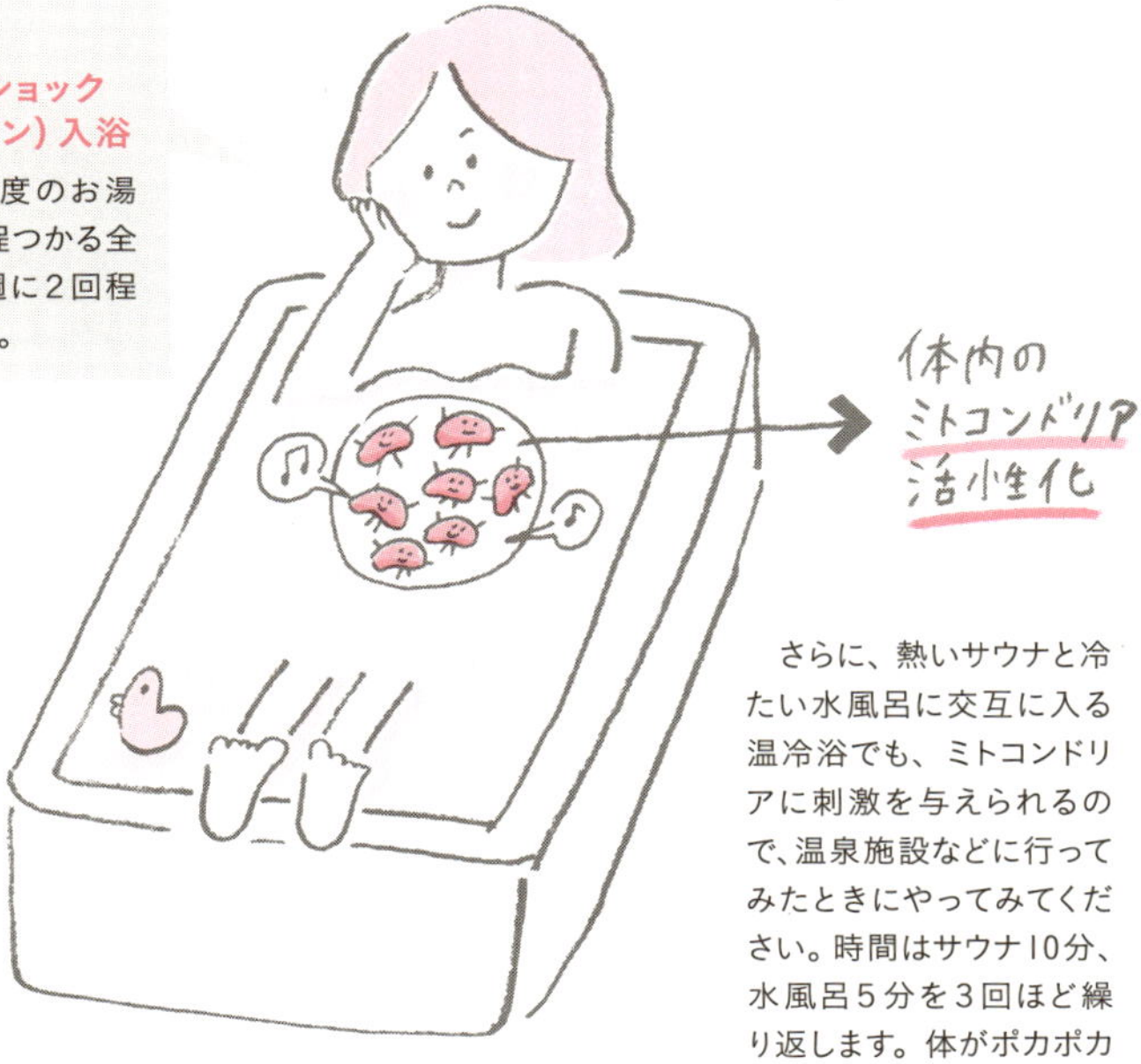


さらに、熱いサウナと冷たい水風呂に交互に入る温冷浴でも、ミトコンドリアに刺激を与えられるので、温泉施設などに行ってみたときにやってみてください。時間はサウナ10分、水風呂５分を３回ほど繰り返します。体がポカポカになるのを感じられるでしょう。

**POINT 2**

**ミトコンドリアを刺激する温冷浴**

サウナと水風呂を交互に入る温冷浴でも、ミトコンドリアに刺激を与えることが可能。サウナ10分、水風呂5分を3回繰り返します。温冷浴を行ったあとは、寝るまで体がポカポカ。代謝の高まりを実感できます。

**森拓のちょっと一言**

代謝アップなら半身浴より断然オススメです

# 腹ペコタイムは絶好のやせチャンス

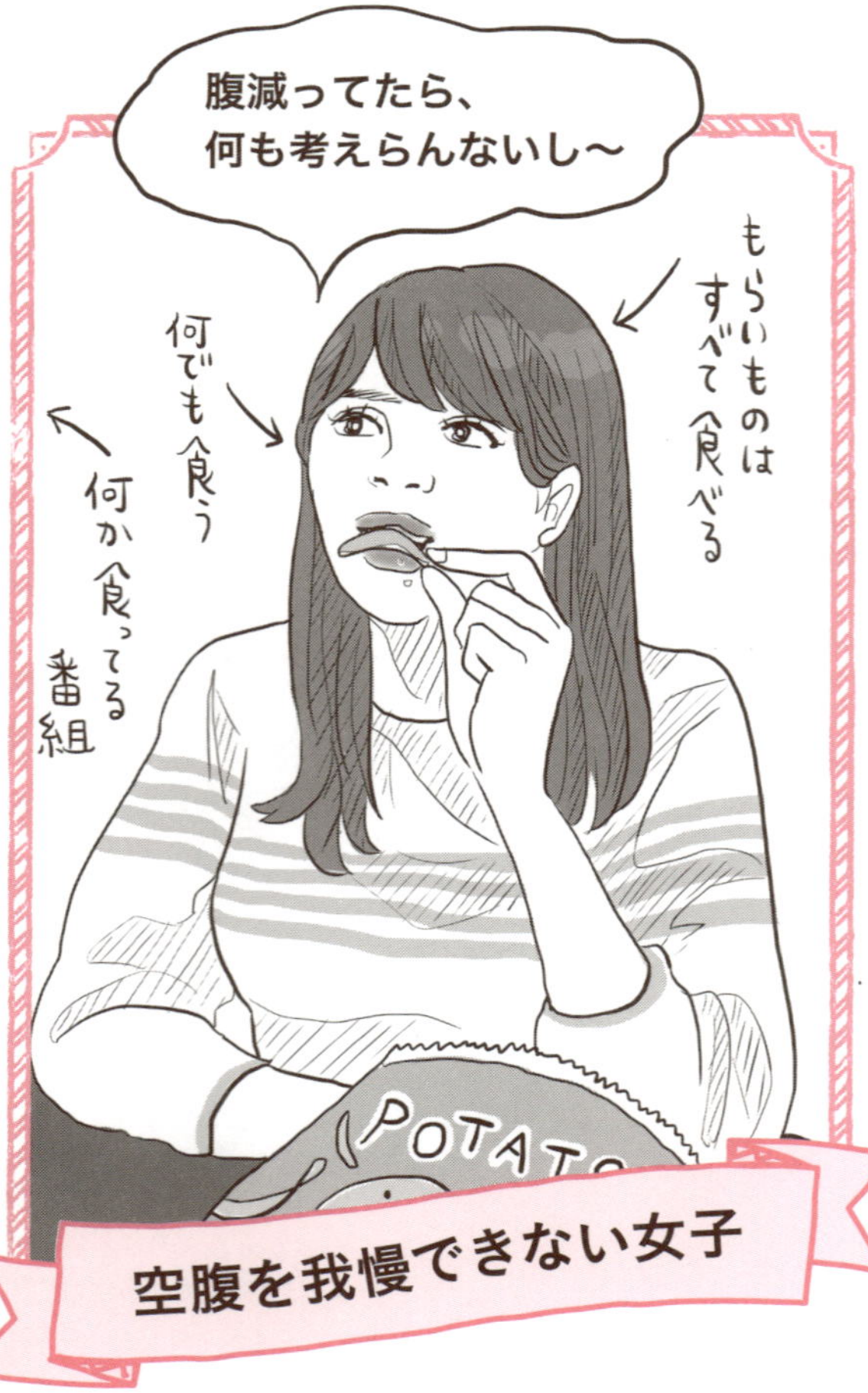
腹減ってたら、
何も考えらんないし〜
もらいものはすべて食べる
何でも食う
何か食ってる番組
POTATO

## 空腹を我慢できない女子

**特徴**

- 仕事中は飴やガムで口さみしさを解消
- お腹が空くとイライラが止まらない
- 嫌いな言葉は「腹八分目」

**DATA**

口に物を入れていたい

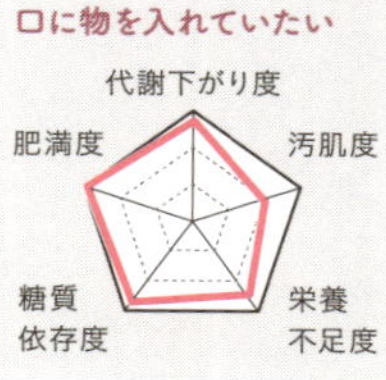

ここを CHANGE

# 空腹時におにぎりやパン、お菓子などの糖質を気軽に投入しない

そのワケ 1

## 体内で糖をつくりだす糖新生《とうしんせい》を利用して脂肪燃焼

「ダイエットとは空腹との戦い」だと思っているかもしれませんが、空腹も悪いことばかりではありません。

空腹とは、**血糖値が下がって体が糖を欲している状態**。人間は体内に糖質が枯渇ぎみのとき、**体の中に残っているたんぱく質、脂肪などを材料にして自ら糖質をつくりだす力**を持っています。これを**「糖新生」**と呼びます。

空腹が襲ってきたら、「絶好の脂肪燃焼チャンス到来！」と前向きに捉えてください。

そのワケ 2

## 低血糖飢餓状態で糖質を摂ると脂質代謝モードがストップする

糖新生は、**空腹時・絶食時・睡眠時**など体内の糖質が足りなくなってきたときに起こります。

「ああっ、お腹が空き過ぎて我慢ならない！」という低血糖状態のときに、体の欲求のまま手軽に摂れるパンやおにぎりを食べてしまうとどうなるか。血糖値がバーンと跳ね上がり、体はすみやかに糖質を吸収するため**「糖質代謝モード」**へ。体内の脂肪を燃焼させる**「脂質代謝モード」**をストップさせてしまいます。



森拓ダイエット格言　空腹もダイエットの味方になる

# 脂肪燃焼を助ける「糖新生」を利用

ザックリまとめると……

- 「糖新生」とは、体内で自ら糖をつくりだすしくみのこと。
- 空腹時に、手軽に摂れるパンやおにぎりなど糖質を口にしない。
- 空腹時は、「糖新生」の材料となるたんぱく質や脂質、ビタミン、ミネラルを積極摂取。

POINT 1

## 体内で自ら糖をつくりだす糖新生

糖新生とは血糖値が低下したときに、動物がたんぱく質（アミノ酸）などの糖ではない物質を材料に、体内で糖（グルコース）をつくることをいいます。糖質が足りなくなったとき、生命維持に必要な一定の血糖値を維持していくための肝臓の機能のひとつです。

## 糖新生をうまく使おう

糖新生は、糖でない物質を材料に、体内で自ら糖をつくりだします。

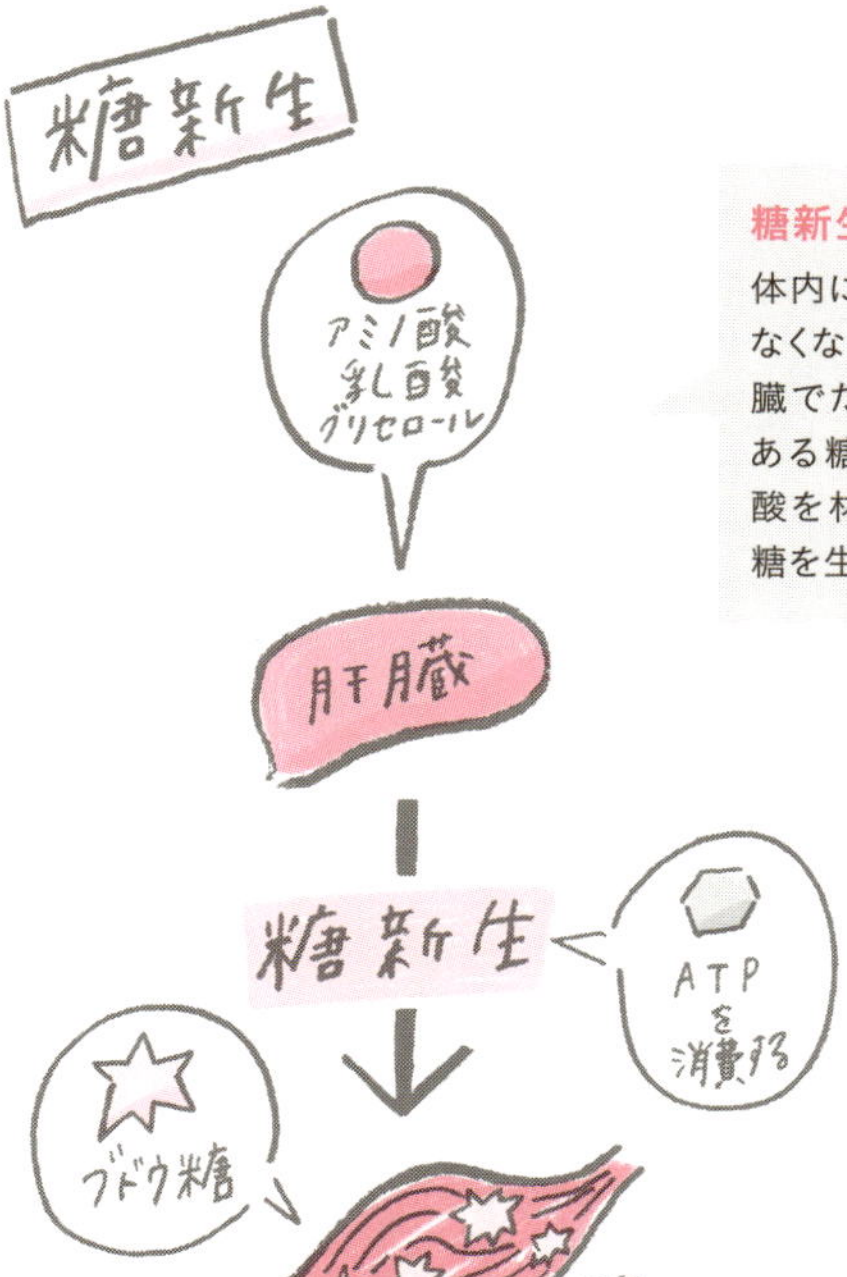


**糖新生とは**

体内に糖質が足りなくなったとき、肝臓でたんぱく質である糖原性アミノ酸を材料にブドウ糖を生み出す。

POINT 2

### 糖新生の材料になるたんぱく質

糖新生の際、体内にたんぱく質が不十分だと筋肉を分解して糖に変えなくてはなりません。そうなると、逆に筋肉量が落ちて代謝が下がるので、糖新生の材料となるたんぱく質、ビタミン、ミネラルなど糖質以外の栄養素を通常より十分に摂取する必要があります。

森拓のちょっと一言

**寝起きにパンや果物を摂るのはもったいない！**

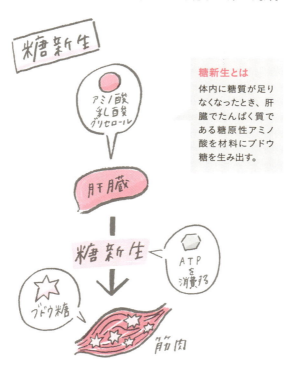

代謝を下げる女子図鑑

31

# 食べ過ぎた翌日の食事コントロール術

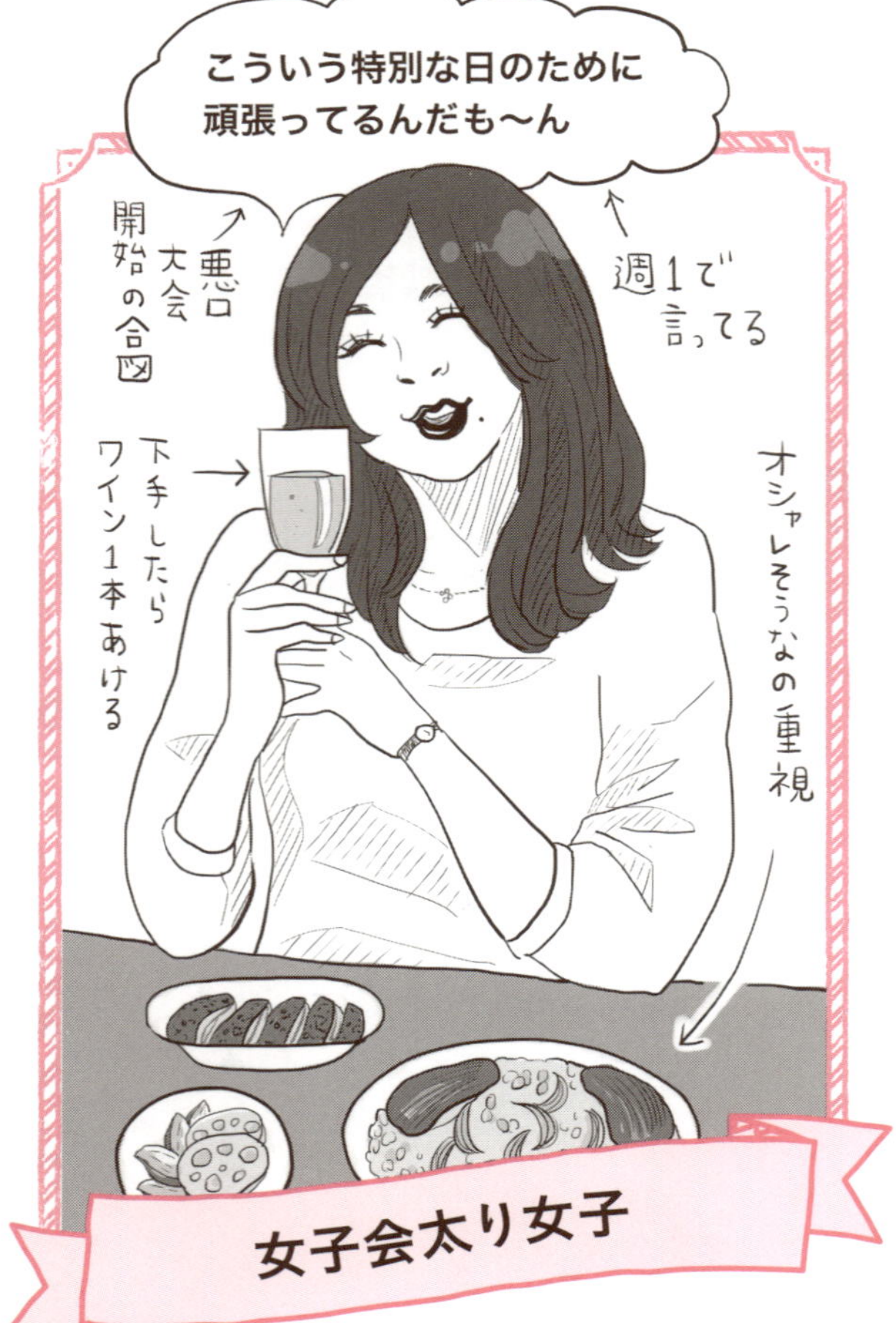


**特徴**

- 呼ばれた飲み会、女子会は99%参加する
- 女子会開催のたび、ダイエットを中断
- 酒とグルメと噂話でストレスを発散

**DATA**

酒とグルメが趣味

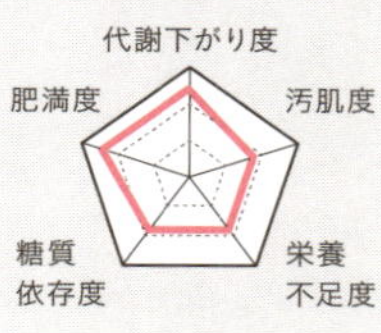

ここを CHANGE

# 翌日はたんぱく質をなるべく摂り、糖質&脂質は極力カット！

そのワケ 1

## 1キロ食べた焼き肉が、即日1キロの脂肪になるわけではない

仲間との女子会や会社の飲み会など、オトナの付き合いは誰しもあるでしょう。そのたびに「飲み過ぎた、食べ過ぎた」と**自己嫌悪に陥って、これまで続けてきた食生活の改善を放棄するのだけはやめてください**。

体脂肪を1キロ増やすには、単純計算で7200キロカロリーを消費カロリーよりオーバーする必要があります。焼き肉を1キロ食べた翌日に1キロの贅肉がつくわけではありません。**翌日の調整で、挽回は可能なのです。**

そのワケ 2

## エネルギー源は摂らず、肝臓を回復させるたんぱく質をチャージ

ハメを外した翌日の肝臓はかなりお疲れモードですから、**肝臓を回復させるための栄養素としてたんぱく質やその他のビタミン・ミネラル**を投入してください。

ガッツリ肉を食べるのがキツければ、**大豆製品や白身魚**、それさえ難しければアミノ酸のサプリやプロテインを利用しても。**しじみに含まれているアミノ酸のオルニチン**なども有効です。エネルギー源となる糖質や脂質をたっぷり摂ったなら、翌日は極力控えめに。



森拓ダイエット格言 翌日コントロールができるなら、たまにはハメを外してもOK

# どうしても甘いものをやめられない

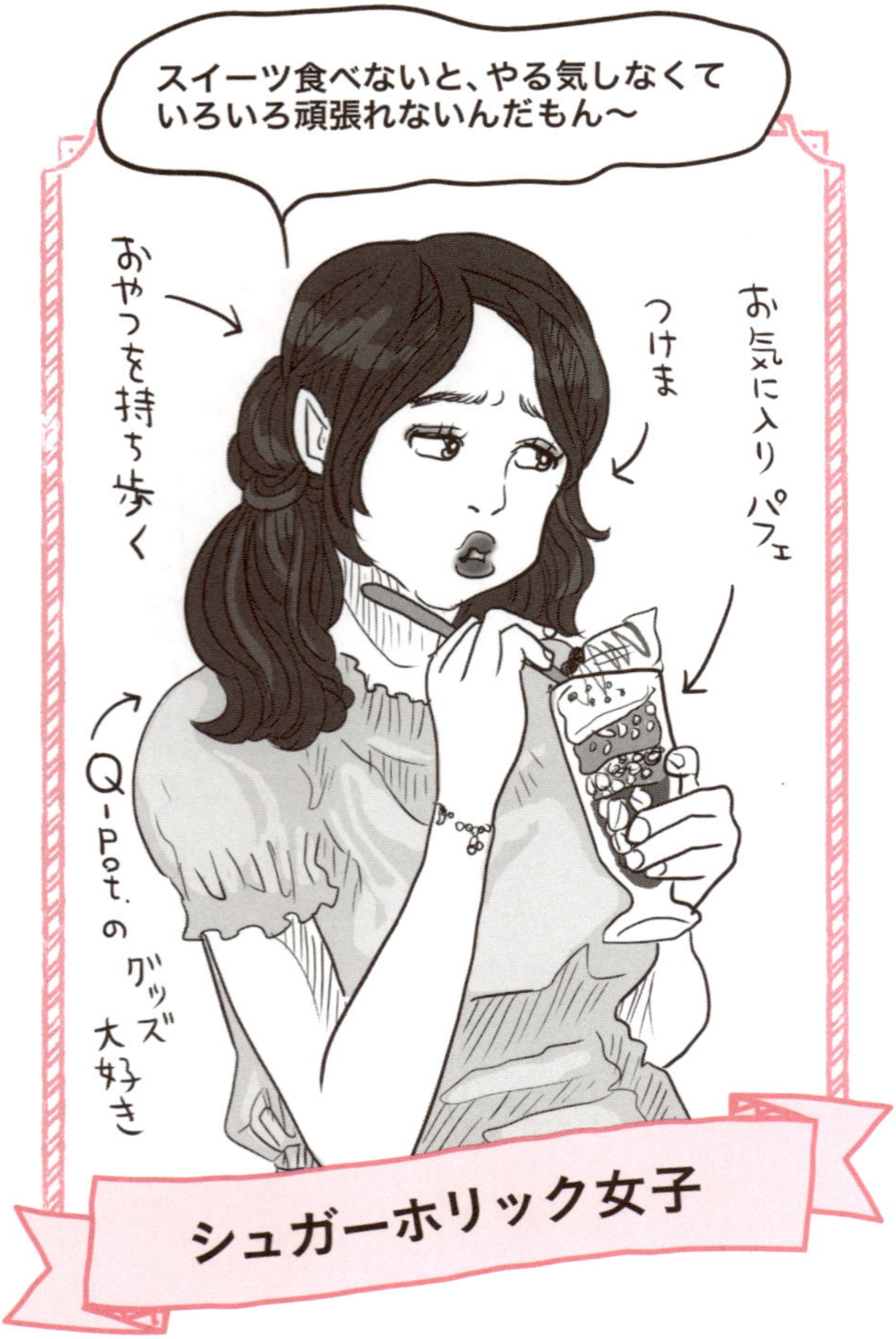
スイーツ食べないと、やる気しなくて
いろいろ頑張れないんだもん〜
おやつを持ち歩く
つけま
お気に入りパフェ
Q-pot.のグッズ大好き
シュガーホリック女子

**特徴**

- デスクの引出しはお菓子でいっぱい
- イライラ解消のためにチョコを大人買い
- 趣味はデパ地下スイーツ探訪

**DATA**

食事より甘いもの

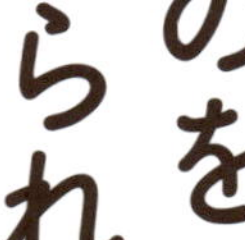

ここを CHANGE

# 「我慢」というムダな努力をやめて、欲しがる原因と対策を考えよ！

そのワケ 1

## 甘いものをゼロにはできない。糖質依存症の自分を信用するな

「どうしても甘いものがやめられません。どうしたらいいですか」とよく聞かれるのですが、そこでやるべき努力は「我慢」ではありません。**いきなり甘いものをゼロにするというやり方で散々失敗してきたのに、「いまの私なら打ち勝てるかも！」**となぜそんなに自分を信用できるのでしょう。

できもしない「我慢」をするなら、**「どうしたら甘いものを前より欲しがらなくなるのか」**を考えたほうがずっと建設的です。

そのワケ 2

## 甘いものを欲しがる原因は十人十色。対策も違う

甘いものを欲しがる原因は、過度な減量で**体のエネルギーが枯渇しているせいかもしれない**し、ふだんの食事で脂質を抑え過ぎて**食の満足度が下がっているからかもしれない。**ストレスのせいで血糖値が乱れているという可能性もあるでしょう。この場合は、ストレスの原因に対処するほかありません。

ダイエットも仕事と一緒です。上手くいかない原因とその対策を自分自身で考えないことには、成功の道はないのです。



森拓ダイエット格言　糖質依存症は、アルコールやニコチンの依存症と同じ

# 夜型女子は73%太りやすい

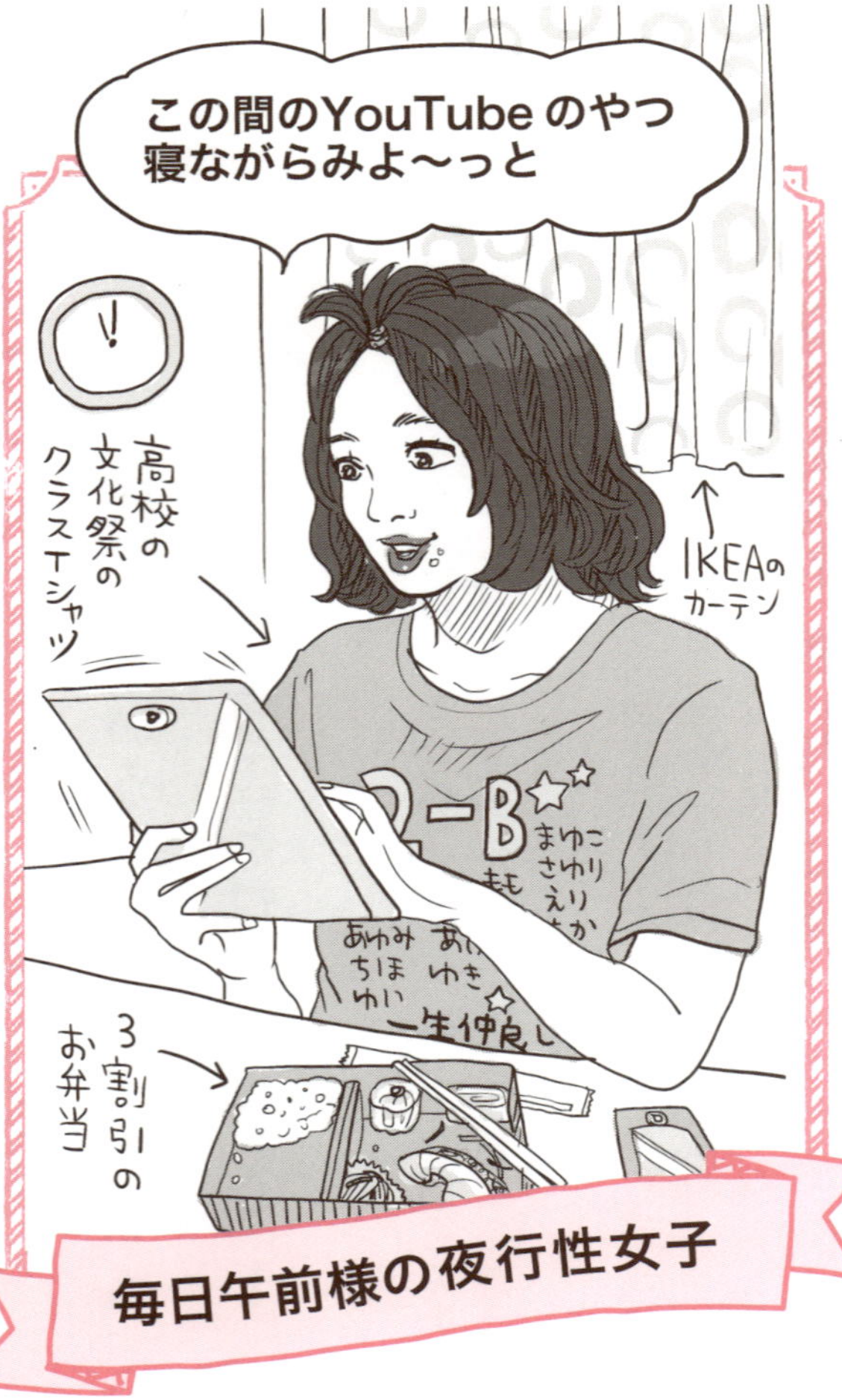


## 毎日午前様の夜行性女子

**特徴**

- 平日は22時以降に夕食
- ベッドにスマホを持ち込みネットサーフィン
- 低血圧で朝が弱い

**DATA**

朝に弱く、睡眠不足

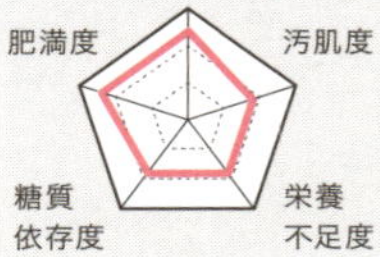

ここを CHANGE

# 食欲刺激ホルモンを出したくなければ早く寝ること！

そのワケ 1

## 食欲アップホルモン・グレリンが睡眠不足で分泌過多に

私たちの体には食欲を刺激するグレリンと、食欲を抑制するレプチンというホルモンが働いています。この**2つのホルモンの作用を狂わせる原因のひとつが睡眠不足。**睡眠不足のレベルが高いほどグレリンの分泌量が多く、レプチンの量が減るといわれています。

コロンビア大学の研究によると、睡眠時間が4時間以下の人は、7〜9時間寝る人に比べて**73％太りやすくなる**というデータも出ています。

そのワケ 2

## やせホルモン・レプチンは寝不足が原因で低下する

〝やせホルモン〟の異名を持つ**レプチン**。体脂肪が増え過ぎたときに食欲を抑え、太り過ぎないようにしてくれる働きがあります。

しかし質の高い睡眠が摂れていない、また糖質や粗悪な油の摂り過ぎなどでストレスが増えていくと、ストレスホルモンであるコルチゾールの分泌量が増加し、レプチンの分泌量は低下します。**ストレスによる過食、体脂肪のつきやすさは、寝不足によっても引き起こされるのです。**

# 月経サイクルでわかるやせ期と非やせ期

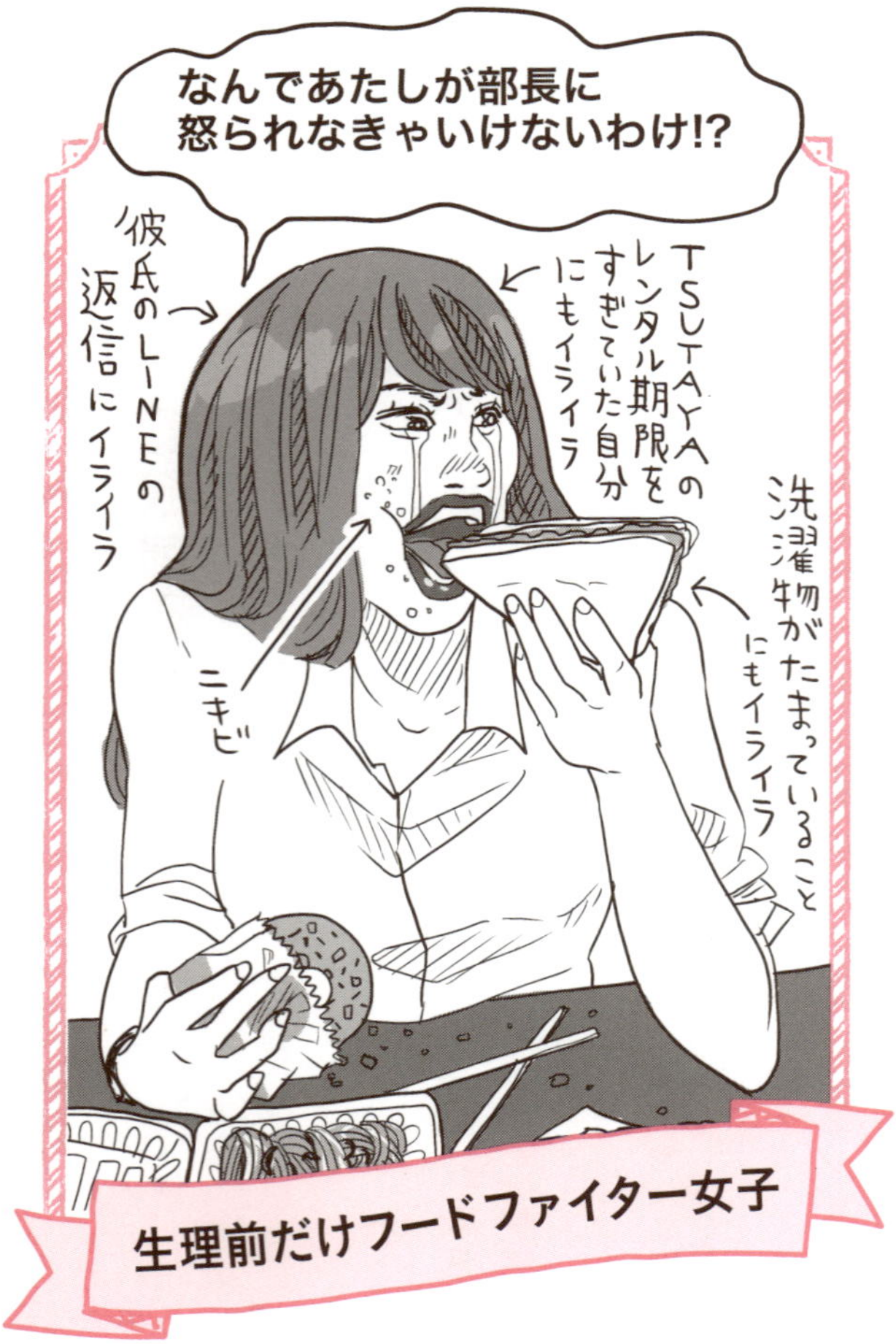
なんであたしが部長に
怒られなきゃいけないわけ!?
彼氏のLINEの返信にイライラ
TSUTAYAのレンタル期限をすぎていた自分にもイライラ
洗濯物がたまっていることにもイライラ
ニキビ

## 生理前だけフードファイター女子

**特徴**

- 生理前になるとドカ食いが止まらない
- さらにイライラも止まらない
- お肌も最悪のバッドコンディション

**DATA**

**生理周期に左右される**

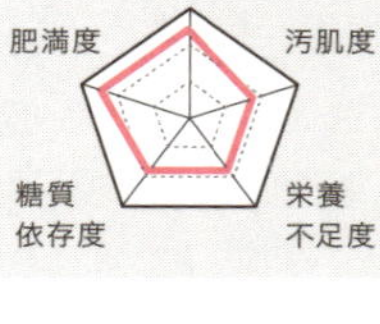

ここを CHANCE

# 月経サイクルに合わせて女性ホルモンと上手く付き合う

そのワケ 1

## 排卵から月経までの2週間は体脂肪を溜め込む肥満ウィーク

女子と男子のダイエットの大きな違いは、ホルモンサイクルによって**「やせ期」と「非やせ期」**があることです。

「月経前は食欲旺盛」という人が多いと思います。排卵から月経までの2週間は、女性ホルモン・プロゲステロンがたくさん出る時期で、脂肪合成力が高まり普段よりエネルギーを求めやすくなっているからです。この時期は**体脂肪が蓄えられやすく、便秘やむくみ、肌荒れ、イライラが増しやすくなります。**

そのワケ 2

## ダイエットに適したやせ期は月経中盤から排卵までの3週間

逆にやせやすい時期は、**女性ホルモンの影響を受けにくい月経の中盤から排卵までの2〜3週間の間。**月経周期にまつわる「やせ期」をきちんと把握しておくことは、長いダイエット生活の励みにもなります。

また、PMSに悩まされている人は女性ホルモンのバランスを整えることが大事。とくに**卵に豊富に含まれるコレステロールは女性ホルモンの材料**になりますから、積極的に摂っていきたいものです。



森拓ダイエット格言　女性の体のバイオリズムに合わせて行動する

# ツライ肩こりも糖質の摂り過ぎが原因だった

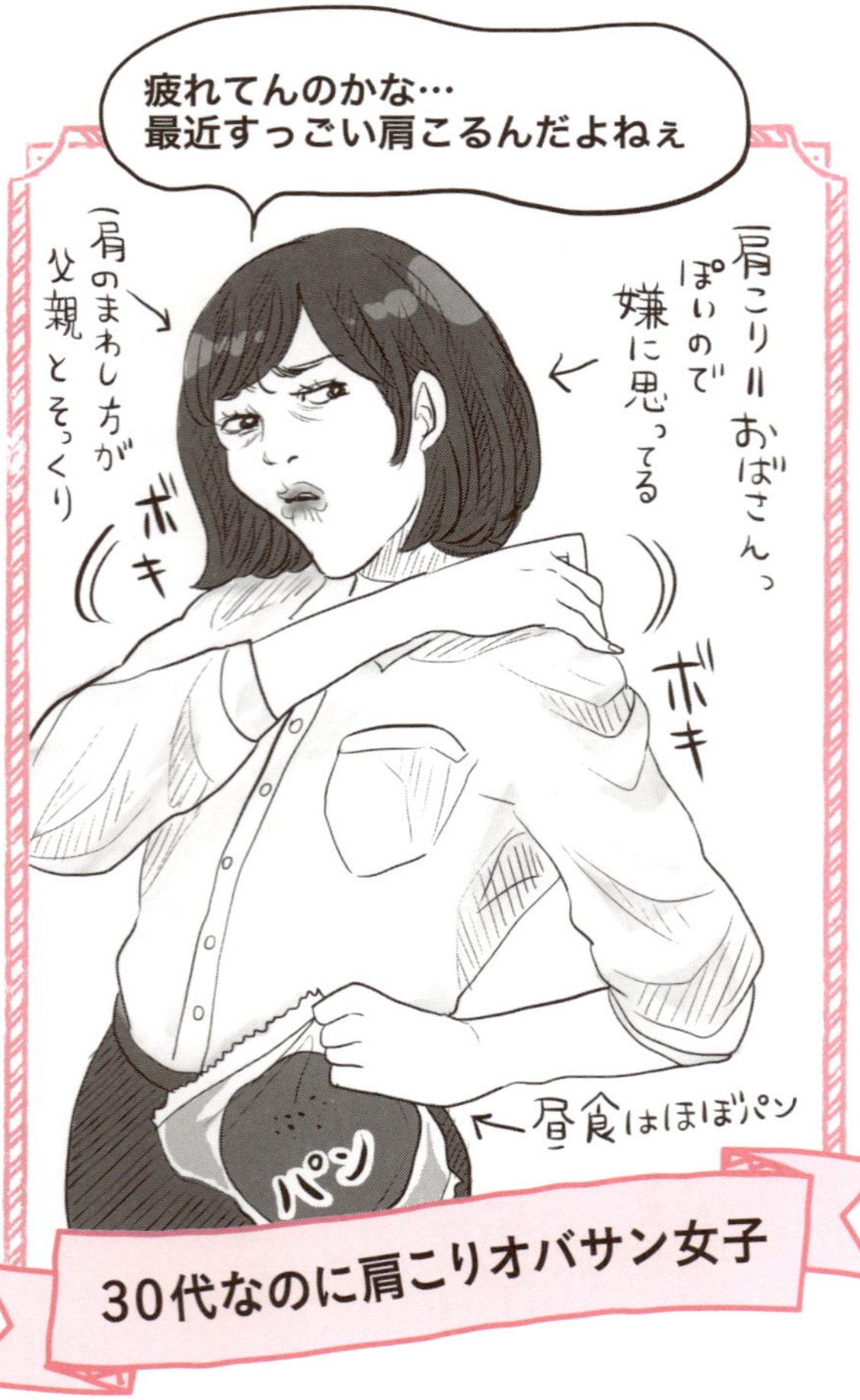
疲れてんのかな…
最近すっごい肩こるんだよねぇ
肩こり＝おばさんっぽいので嫌に思ってる
肩のまわし方が父親とそっくり
ボキ
ボキ
昼食はほぼパン
パン

## 30代なのに肩こりオバサン女子

特徴

- デスクワークが中心の平日
- 主食はコンビニの菓子パンとおにぎり
- 週1のマッサージ通いがやめられない

DATA

肩こり＆腰痛もち

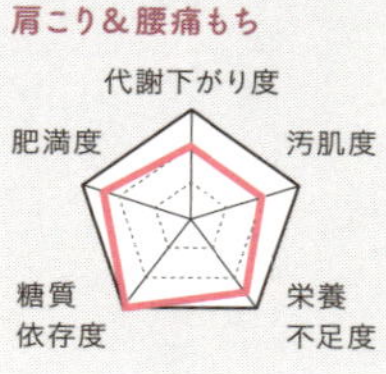

ここを CHANGE

# マッサージの前に糖質を減らし、胸《きゅう》鎖《さ》乳《にゅう》突《とう》筋《きん》をセルフマッサージ

そのワケ 1

## 肩こりの原因は代謝の悪さ。食事による体質改善が先決

デスクワークを中心としたお仕事女子の悩みに多い肩こり。大金をはたいてマッサージへ足しげく通うより前にやっていただきたいことがあります。それは、**糖質を減らしてたんぱく質を十分に摂ること。**

「肩こりなのに食事？」と思われた方もいるかもしれませんが、**食の改善によって代謝が良くなることで、筋肉のこりをつくる原因となる老廃物が排出されやすくなります。**だまされたと思って実践してみてください。

そのワケ 2

## 筋肉が硬直し老廃物が停滞しやすい胸鎖乳突筋

肩こりの改善に効果のある糖質コントロール。糖質を控えることによって、**肩こりだけでなく、糖質と体内の水分が結びついて発生する顔のむくみも解消**されやすくなります。

また肩こりやむくみには、**首の筋肉を支える胸鎖乳突筋のマッサージ**も効果的です。スマホの操作などで頭を下に傾ける姿勢が続くことによって筋肉が硬化。血流やリンパの流れが悪くなることで老廃物が停滞し、肩や首に痛みが引き起こされやすくなります。

# スッキリ小顔をつくる「胸鎖乳突筋エクサ」

ザックリまとめると……

- 顎・首・鎖骨のラインにある胸鎖乳突筋には、老廃物が溜まりやすい。
- 首や肩まわりの筋肉が固くなると、顔のむくみを引き起こしやすい。
- 胸鎖乳突筋をほぐすだけで血流やリンパの流れが良くなり、むくみ顔がスッキリ。

POINT 1

**老廃物の溜まり場胸鎖乳突筋**

首をメインで支えている胸鎖乳突筋は、顎の後ろ、耳の穴の真下、耳たぶのあたりから鎖骨まで続く筋肉です。老廃物が溜まって張りやすいこの筋肉をほぐすだけで血流やリンパの流れが良くなり、肩や首まわりのこり、顔のむくみが解消されやすくなります。

## 小顔をつくるエクササイズ

小顔になるためには、老廃物を流してスッキリさせること。いつでもどこでもできるかんたんエクササイズを取り入れてみましょう。

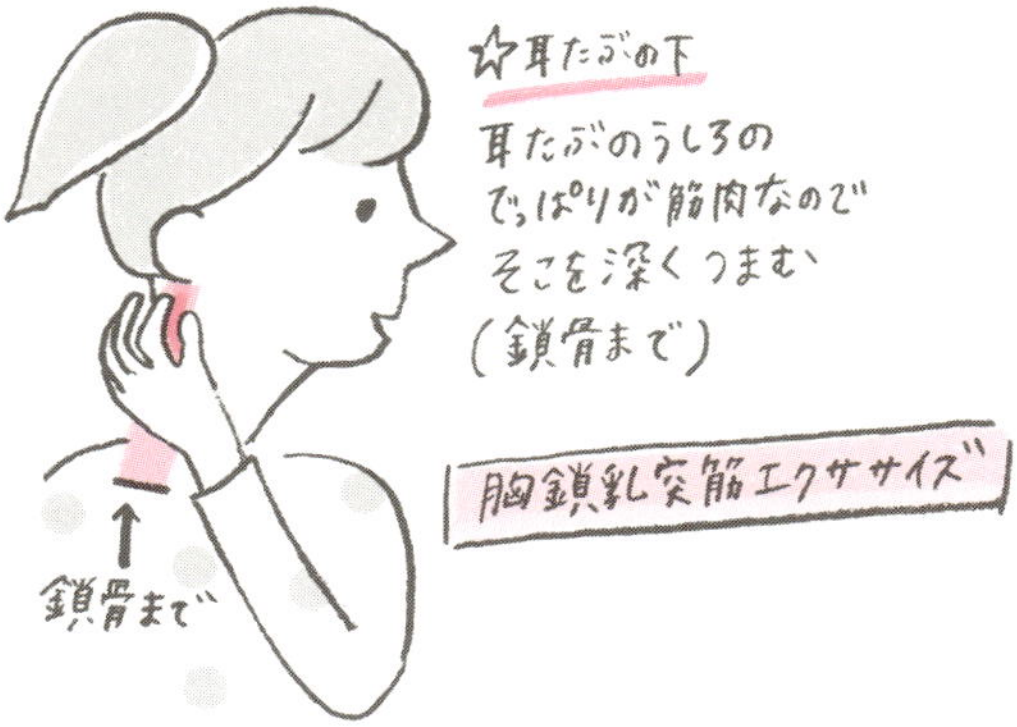
☆耳たぶの下
耳たぶのうしろの
でっぱりが筋肉なので
そこを深くつまむ
（鎖骨まで）
胸鎖乳突筋エクササイズ
鎖骨まで

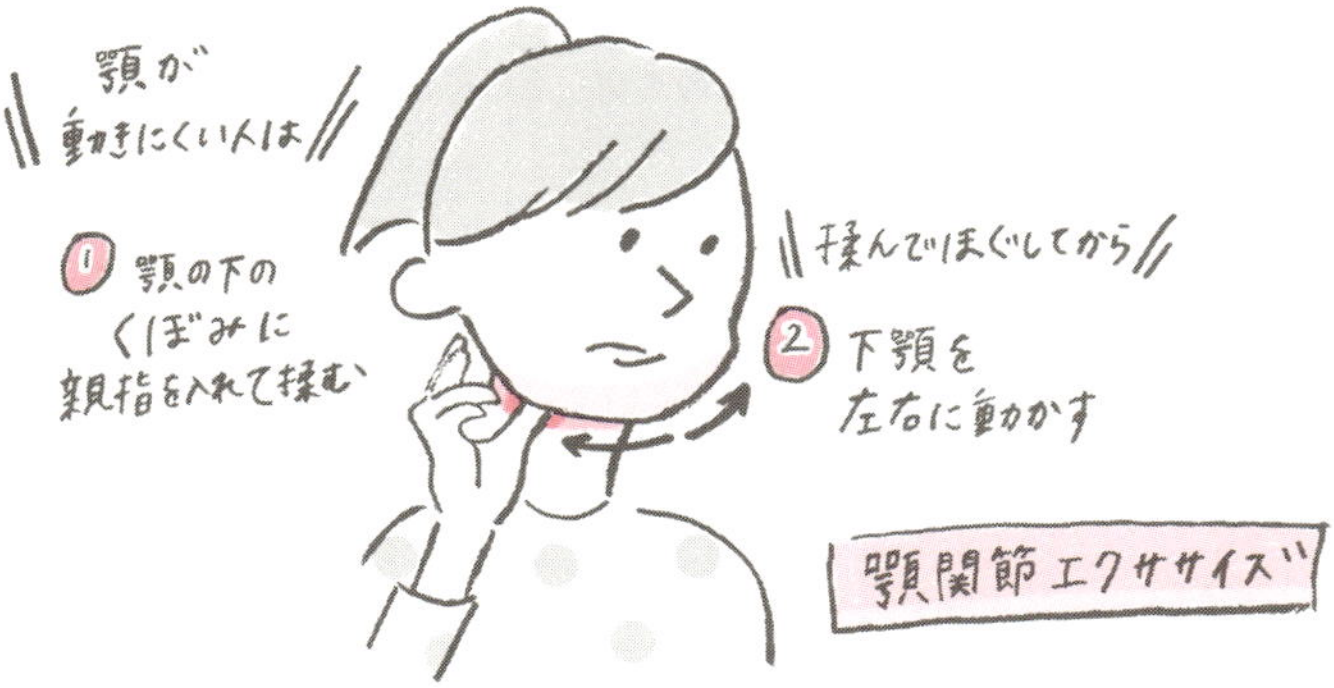
顎が
動きにくい人は
① 顎の下の
くぼみに
親指を入れて揉む
揉んでほぐしてから
② 下顎を
左右に動かす
顎関節エクササイズ

**POINT 2**

### 胸鎖乳突筋エクサのやり方

胸鎖乳突筋を深く親指と人差し指でつかみ、耳の後ろから鎖骨に向かってもみほぐします。顔は少し横向きにすると筋肉の場所がわかりやすいでしょう。これは私がプロデュースしている小顔矯正サロン『ルポルテ』でも教えているセルフケアです。

**森拓のちょっと一言**

**小顔エクサを毎日の習慣にする**

DIET COLUMN*02

# 女子の小顔願望を叶える「小顔矯正」

顔のサイズの問題は、「骨の大きさ」「骨格の歪み」「筋肉の張り」「脂肪」「むくみ」からアプローチする必要があります。まず先天的な骨の大きさの問題については、残念ながら私の力ではどうすることもできません。しかし、**頭蓋骨を構成する23個の骨の配列は、実は小顔矯正でどうにかなります**。顔のパーツは、**普段の噛み癖などはもちろん、普段の姿勢などが原因で背骨や全身の歪みと連動して歪みが生じてくるのです。**

この頭蓋骨の歪みを矯正することにより、左右の顔のアンバランスやむくみ、筋肉の張りや脂肪のつきやすさなどが改善されやすくなります。

ただ、脂肪やむくみについては、食事で改善することが一番大事なのはいうまでもありません。特に**むくみは脂肪と違って即効性があり、1〜2日で変化がでます**。朝のむくみが気になる人は、試しに**夜の糖質、塩分、アルコールの摂取を控えてみましょう**。それだけでかなり効果を感じるはずです。

**小顔矯正専門サロン『ルポルテ』恵比寿店**

東京都渋谷区広尾1-15-6 ヒーロービル8階
03-5422-6947
ほか自由が丘店、京都店、大阪梅田店
http://reporter3.com/

森拓メソッドを駆使した小顔矯正施術を体験できるサロン。オイルを使ったリンパケアの施術も同時に行い、リフトアップと肌の引き締め効果も狙う。

第3章

# コレを食べればやせていく！食事の選択11

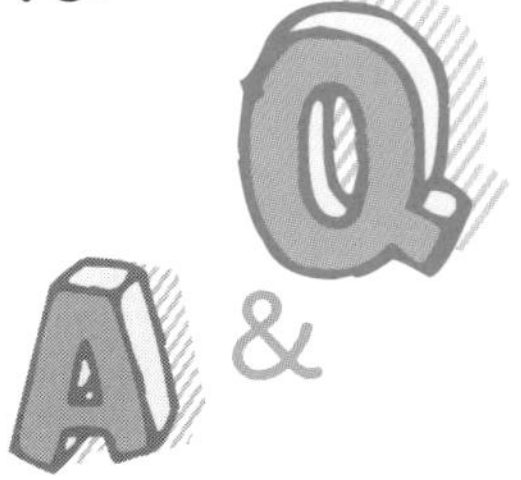

2つの食べ物があったとき、
どうせならやせるほうを選びたい！
この章では、
やせる食事の選び方を紹介していきます。

Q

ハンバーグとステーキ

食べるならどっち？

A

ステーキ

そのワケ 1

### ハンバーグ原料の中身が気になる！

ハンバーグの材料であるひき肉。ミンチされているため、**どこの部位を使っているのか判断がつきにくい！**　飲食店や市販品のハンバーグに含まれる**食品添加物**にも要注意。

そのワケ 2

### ステーキのほうが咀嚼回数がアップ

やせたいなら、とにかくよく噛んで唾液から**やせエキスIGF－I**を出すこと。ふんわりとした食感がウリのハンバーグ。その咀嚼回数は、ステーキには到底かなわない。

代謝を上げる食べるコツ！

## 調理法がシンプルなステーキのほうが「何を食べているか」がわかりやすい

ハンバーグの材料であるひき肉は、自分で肉を買ってきてミンチにする以外は、どこの部位が使われているか判断がつきません。その点、ステーキは加工のしようがなく〝肉の塊〟としてシンプルに提供されるうえ、**「ヒレ」「サーロイン」と部位をチョイスできる**ので「自分が何を食べているか」という自覚を持ちやすいのがいいですね。

さらに噛みごたえのあるステーキなら、やせエキスである「唾液」を出せるのもポイント。**唾液に含まれるインスリン様成長因子・IGF－1が、血糖値の上昇を抑えながら、体脂肪の燃焼や筋肉アップを助ける成長ホルモンの分泌も促します。**

また、固形を消化するためにエネルギーを使い、高カロリーにもかかわらず、それ自体を処理するために代謝を上げ、消費カロリーを上げてくれます。冷え性、むくみがち、やせにくい女子に最適なダイエットの強き味方です。

# 肉食女子のための肉やせの掟

肉を食べるときは、脂質が少ない赤身肉を選び、ごはんなどの糖質は一緒に摂らないこと！

肉は、動物性たんぱく質をはじめ、ビタミン、ミネラルをふんだんに含む代謝アップ食材の最高峰。しかし、肉を摂る際には注意点もあります。

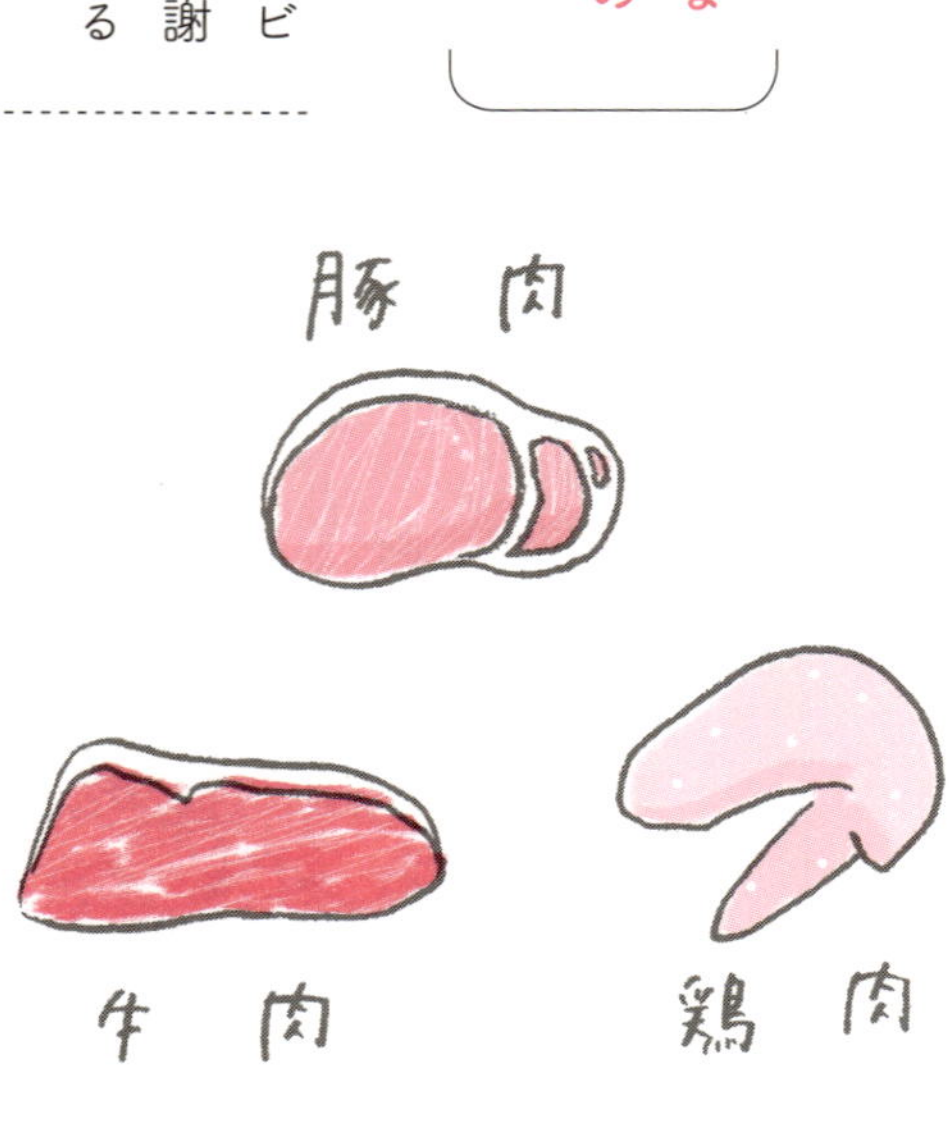

肉はたんぱく質だけでなく、脂質も豊富に含む食品です。脂質は代謝機能に欠かせない各種ホルモンの生成に必要なものですが、カロリーはしっかりあるため無防備に摂り過ぎるのも問題です。

たとえば豚のロースなどは意外と脂質が多く、さらにバラ肉ともなると半分以上が脂身なので、**赤身中心の部位、たとえばヒレなどを選んだほうがカロリーバランスを取りやすくなります。**

鶏肉であれば、**ささみや胸肉など脂肪分の少ない部位**を選び、もも肉なら**皮を取れば余分な脂身をカット**することができるので便利です。牛肉も、豚肉同様に**ヒレなどの赤身肉を中心に選びます。**

---

ちなみに、たんぱく質が一番効率よく摂取できる焼き加減は**ミディアムレア**。生よりも少し火を通したほうが吸収率は上がりますが、逆に焼き過ぎはたんぱく質を変性させます。

また、糖質制限ダイエットなどで「肉は食べ放題ですよ」といわれるのは、糖質を摂らないことが条件になっているから。肉を積極的に食べ、これまでと同じようにどんぶり飯をかきこんでいたら、糖質×脂質のダブルパンチでブクブク脂肪がついていきます。**糖質を摂るなら脂質の少ない肉で、逆に脂質の多い肉を食べるときは糖質を控える。**これは基本中の基本です。

Q

ショートケーキとチーズケーキ

食べるならどっち？

A

チーズケーキ

そのワケ 1

## 高たんぱく×高脂質のチーズケーキ

チーズケーキの材料は、クリームチーズと卵と砂糖。手作りするなどして砂糖の量を上手くコントロールできるなら、高たんぱく×**高脂質な代謝アップ食品**に変わる!

そのワケ 2

## ショートケーキはスーパーファットフード

小麦と砂糖をふんだんに使ったスポンジ生地に、砂糖と脂質たっぷりの生クリームを重ねたショートケーキは、**超高糖質×超高脂質食品**に君臨するスーパーファットフード。

代謝を上げる食べるコツ!

## ただし〝おやつにチーズケーキ〟→〝夕食にお米〟コースはデブまっしぐら

ダイエット中、ケーキの誘惑にどうしても勝てなくなったとき、どの種類のケーキを選べば一番ダメージを受けずにすむのか。いうまでもなく、「超高糖質×超高脂質食品」のショートケーキにはいいところなんてひとつもありません。どうしても食べたければ高級店の特別なものをしっかり味わってください。

ケーキを食べるなら、ノンカロリーで血糖値を上昇させない**天然甘味料・羅漢果《らかんか》などで代用したチーズケーキを自作するのが安全策**。だからといって、「手作りチーズケーキなら太らないだろう」という過信は禁物です。クリームチーズの脂質の量はスゴイですから、**おやつにチーズケーキを食べた後、うっかり夕食に白米などの糖質を摂ろうものなら、脂質×糖質の合わせ技で脂肪がグングン溜め込まれていきます**。余談ですが、〝スイーツ男子〟である私もチーズケーキはよく自作しています。

# ケーキを食べるなら、紅茶よりコーヒー

コーヒーに含まれるポリフェノール・クロロゲン酸が、血糖値の上昇を多少抑えてくれる。

ケーキを食べるときはたいてい紅茶やコーヒーがセットでついてくるかと思いますが、どちらかを選べるならコーヒーを選んだほうが得策です。

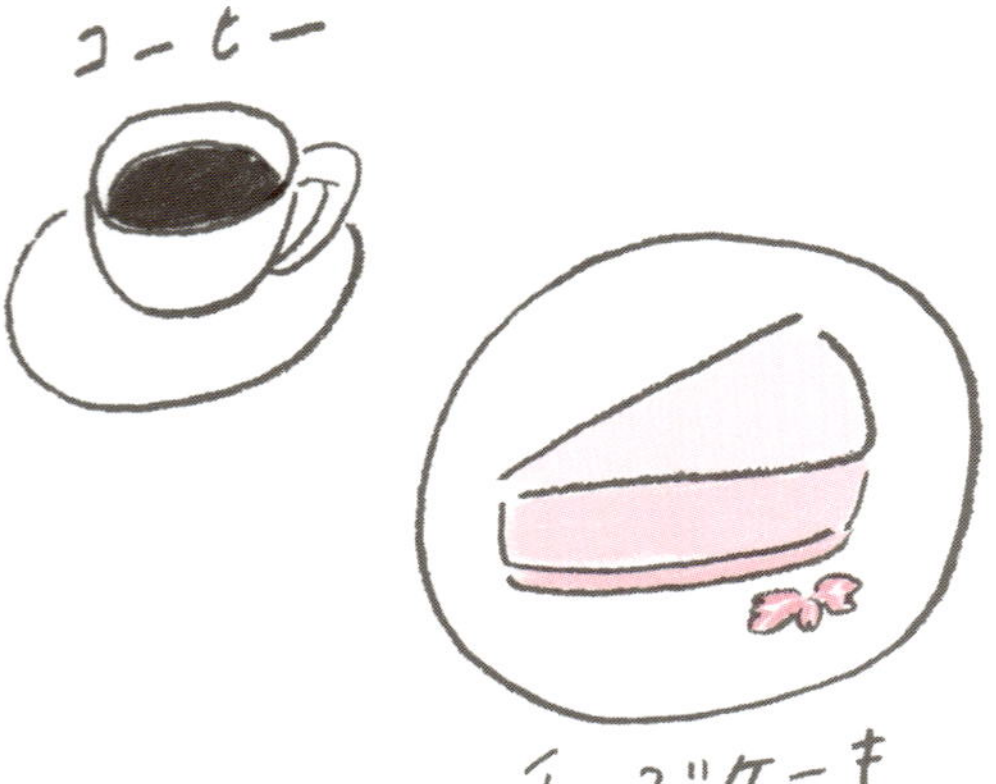

コーヒーには**血糖値の上昇を気休め程度に抑えるクロロゲン酸というポリフェノールが含まれている**からです。ケーキに限らず甘いものをどうしても食べたくなったときは、コーヒーを合わせたほうが多少は〝罪の意識〟が薄らぐのでは、と思います。

**クロロゲン酸はコーヒー豆の中に5〜10％近く含まれ、体内で効果を発揮するとされる有効摂取量は、270ミリグラム**といわれています。

最近は、クロロゲン酸を入れたトクホ（特定保健用食品）のコーヒーまで売られていますね。「希少成分のクロロゲン酸を缶1本に凝縮！　レギュラーコーヒーの倍量のクロロゲン酸・270ミリグラムが入っていて脂肪消費を手助けします」というのが謳い文句らしいのですが、私はトクホのコーヒーの優位性には少々懐疑的です。

『全日本コーヒー協会』のホームページによれば、一般のコーヒーに含まれるクロロゲン酸の量は、一杯あたり（約140cc）280ミリグラムあるという見解が出ています。クロロゲン酸の量でいえば、実は**一般的なコーヒーの270ミリグラムと大差はありません**。

ですので、わざわざ値段の高いトクホを飲まずとも、自宅や喫茶店で飲める普通のコーヒーで十分でしょう。

Q

# 温泉卵とゆで卵

食べるならどっち？

A

ケースバイケース

そのワケ 1

## 速やかにたんぱく質を吸収するなら温泉卵

卵はさまざまな料理にアレンジできる便利な代謝アップ食材。調理法によってたんぱく質の摂取量は変わらないが、**吸収時間の速さだけでいうと断然温泉卵が優位。**

そのワケ 2

## 腹持ちを重視するなら断然ゆで卵

吸収が早くツルンとした食感の温泉卵に比べ、1個でも十分にお腹を満たしてくれるゆで卵。**腹持ちの良さでは、ゆで卵の圧勝。**おやつで食べるならゆで卵をチョイスして。

---

代謝を上げる食べるコツ！

## 食事で摂るなら温泉卵で、間食ならゆで卵がベスト

使い勝手の良い代謝アップ食材・卵には1個約6グラムのたんぱく質が含まれています。代謝を上げたいなら、**1日1個といわずに3～5個、計18グラム～30グラムの卵からのたんぱく質摂取**を目指していきたいものです。

卵の調理法によってたんぱく質の摂取量が変動するわけではありませんが、消化速度は変わります。半熟卵が1時間半、ゆで卵は2時間半、生卵は2時間45分、目玉焼きや卵焼きのように油でコーティングすると3時間以上。**速やかに消化・吸収できる温泉卵を選べば、1回の食事でムリなく2～3個は食べることができそうです。**

ゆで卵のメリットは、何といっても腹持ちの良さ。ただ、食事にゆで卵を持ってくると「卵だけでお腹いっぱい。肝心の肉や魚が食べられない」ということにもなりかねませんので、**食事には温泉卵、間食にはゆで卵**と使い分けてみては。

# 卵のコレステロールは代謝アップの救世主

コレステロール＝悪は事実無根。代謝アップのために必要な各種ホルモンをつくる代謝の味方！

私たちの親世代くらいだと、「コレステロールの高い食べ物は、血中コレステロール値を上げて動脈硬化を引き起こす原因になるから摂り過ぎちゃダメ！」とか

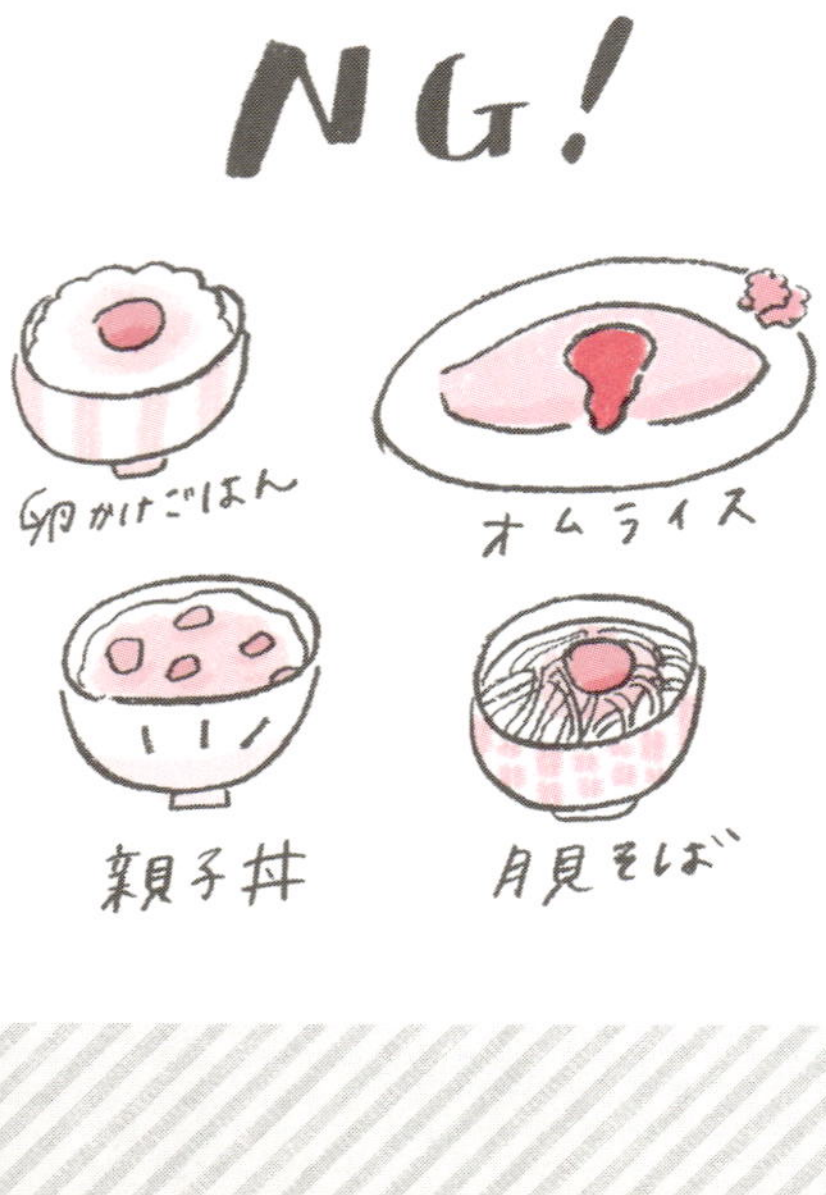
NG!
卵かけごはん
オムライス
親子丼
月見そば

たくなに信じている人が多くいますが、この〝コレステロール危険説〟自体が真っ赤なウソです。

事実、厚生労働省の「日本人の食事摂取基準」では２０１５年度からコレステロールの摂取上限値を撤廃しています。

確かに動脈硬化を起こしている炎症箇所には、白血球の死骸や酸化したＬＤＬコレステロールでできたプラークというものが付着しています。

しかし、そもそも**この炎症を起こす原因は酸化ストレス**。酸化ストレスを引き起こす大きな要因は、糖質の過剰摂取や活性酸素などです。

コレステロールは悪者どころか、オトナになるにつれて減少してくる女性ホルモンをはじめ、代謝を上げるために必要な各種ホルモン、たとえば**「食べ過ぎたら食欲を抑えるホルモン」**や**「余分な脂肪をつきにくくするホルモン」**などをつくる材料にもなります。

ただし、コレステロールは脂質の中のひとつの成分です。卵をたくさん食べるということは、脂質をたくさん摂るということにもつながりますから、食卓が糖質×脂質の組み合わせにならないようにくれぐれも注意してください。

**卵かけごはん、オムライス、親子丼、月見そばなどのメニューは極力避けるか減らす**ように心がけましょう。

Q

ほうれん草と
小松菜

食べるならどっち？

A

小松菜

代謝を上げる食べるコツ！

## 鉄分とカルシウムの量を比較すると小松菜に軍配が上がる！

冬を代表する葉物野菜といえば、ほうれん草と小松菜。ほうれん草と聞くと〝ポパイ〟のイメージが強いのか、「鉄分がいっぱい！」と思っている人が多いですね。

ほうれん草には100グラムあたり2ミリグラム、小松菜には2・8ミリグラムの鉄分が含まれているのですが、ネックになるのはほうれん草に含まれるシュウ酸です。**シュウ酸は、ほうれん草のアクやえぐみの成分で、鉄の吸収を妨げます。**ですから貧血気味という人は、ほうれん草より小松菜を選んだほうがよいでしょう。ただ、どちらもレバー（豚レバーで13ミリグラム）などと比べてしまうと、そこまで鉄のポテンシャルは高くありません。

**カルシウムの量でいっても、ほうれん草と小松菜はそれぞれ100グラムあたり49ミリグラムと170ミリグラム。**小松菜はほうれん草の約3倍、小松菜の圧勝です。

そのワケ 1

### ほうれん草のシュウ酸が鉄の吸収を邪魔する

ほうれん草に含まれる鉄分の量は、期待するほど多くなく、アクやえぐみの成分であるシュウ酸が、鉄の吸収を妨げる。**貧血対策で摂るなら、迷わず小松菜をチョイス。**

そのワケ 2

### カルシウムの量も小松菜が圧勝

**小松菜は100グラムあたりほうれん草の3倍以上のカルシウムが含まれている。**さらにほうれん草のシュウ酸は、鉄だけでなくカルシウムの吸収も阻害してしまう。

Q

# 納豆と豆乳

摂るならどっち？

A

納豆

そのワケ 1

## 大豆イソフラボンの摂り過ぎに要注意

美容に良いとされている大豆イソフラボンだが、摂り過ぎには注意が必要。**豆乳2杯で、1日の上限摂取量に簡単に達する**ので日課のように豆乳をガブ飲みするのはNG。

そのワケ 2

## 大豆の有害成分も納豆なら問題なし

大豆やナッツなどの種子類には、フィチン酸と呼ばれる人体にとって有害な物質が含まれている。フィチン酸は、**大豆を発酵させることによって無害化させることができる。**

代謝を上げる食べるコツ!

### 「美容のために良かれ」と続けた豆乳で大豆イソフラボンの摂取過多に!

豆乳自体は手軽に摂れるたんぱく源として悪くないと思っていますが、「豆乳はヘルシーだし大豆イソフラボンは美容にもいいから、たくさん飲もう」という姿勢には反対です。

『内閣府食品安全委員会』では、**大豆イソフラボンの摂取上限を1日70〜75ミリグラム、サプリメントなどでの摂取は30ミリグラムまで**としています。納豆1パックに含まれる大豆イソフラボンは35ミリグラム、豆乳200ミリリットルでは40ミリグラム前後になります。**納豆2パックはなかなか食べれませんが、豆乳2杯は簡単に摂れてしまう量**なので少し注意が必要です。

また、大豆類に含まれる反栄養素・フィチン酸などは、体内に摂り込んだビタミン、ミネラルを排出してしまう有害物質ですが、**納豆や味噌などの発酵食品であれば無害化されている**ので問題はありません。

大豆イソフラボンの過剰摂取に要注意！

# 下半身デブ対策に豆類をカット

大豆製品を摂り過ぎると、エストロゲン過剰で下半身太りや女性機能に害が及ぶこともある。

「私、キレイになりたいから豆乳や大豆製品をたくさん摂っています！」という女子がいるかもしれませんが、豆類に含まれている大豆イソフラボンには少し注

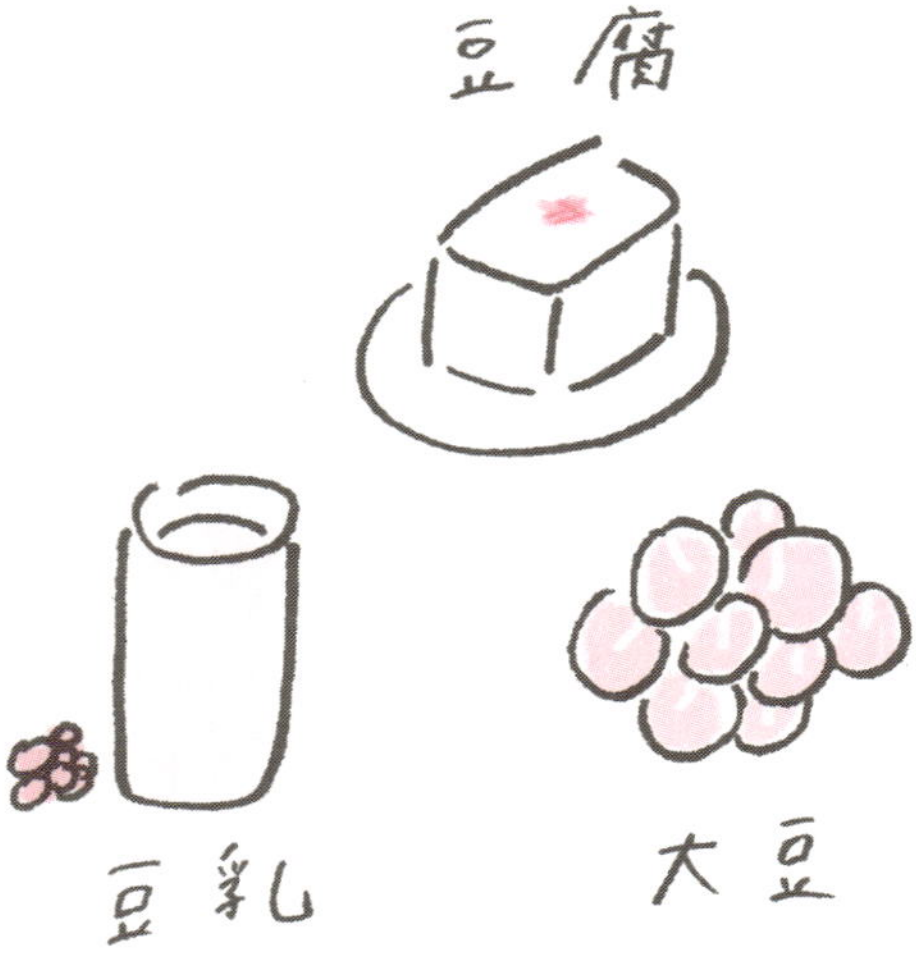

意が必要です。

大豆イソフラボンは女性ホルモンのひとつであるエストロゲンの代わりになるものなので、**摂取すると女性機能がうまく働いて肌ツヤが良くなったりバストアップしたり、更年期障害が緩和したり**という効果が謳われています。

ただし、女性ホルモンが旺盛に出ている若い時期に大豆イソフラボンを過剰摂取することによって、体内ではエストロゲン過剰と同じ状態になり、**PMSや月経痛がひどくなったり、〝洋ナシ体型〟に代表される下半身太りを招きやすくなる**こともあります。女性ホルモンは、多過ぎても少な過ぎても太る原因になります。

---

女性系の疾患がある人に豆類を一切カットしてもらうという療法もあるくらいですから、**下半身太りが気になる人は一度大豆類の摂取をスッパリやめてみるというのもアリかもしれません。**

確かに大豆類は、代謝をサポートしてくれる有用な植物性たんぱく質です。「どうしても肉が苦手」「食事が肉ばかりになるのがイヤだ」というときの選択肢として便利な食品ではありますが、手放しに「とにかく大豆は最高！」と信奉するのは考えものです。

その人の体の悩みに応じて、ときには抑えたほうがいい場合もあるということを覚えておいてください。

Q

あじの刺身と
あじの干物

食べるならどっち？

A

あじの刺身

そのワケ 1

## 干物ではオメガ3は絶対に摂れない

魚は、たんぱく質だけでなく体内の炎症を抑える作用や代謝アップをサポートしてくれる**やせ油・オメガ3の宝庫。**ただ残念ながら干物の場合は例外で、オメガ3は完全に酸化・消滅してしまっている。

**油の酸化の3大要素は空気・光・熱。**干物はこのすべてに晒されている。

代謝を上げる食べるコツ！

## やせ油・オメガ3をしっかり摂るなら迷わず生魚をチョイスせよ！

魚介は優れたたんぱく源で、さらに体内の炎症を抑えて代謝アップを助けるやせ油・オメガ3を豊富に含んでいます。たいていの女子は、オメガ3の摂取量が圧倒的に不足している状態ですから、できるなら**"1日1尾"を目標に魚を積極的に摂ってもらいたい**と思います。

一口に魚といっても、刺身、焼き魚、干物……調理の仕方はいろいろあります。刺身より日持ちがよく、コスパの面でも優れている干物を好んで食べている人がいるかもしれませんが、ダイエットの観点から考えるとベストは刺身です。

もちろん干物でもたんぱく質は摂れますし、カルシウム、マグネシウム、ミネラルなどの栄養素も摂取できます。ただしオメガ3だけは、干物の製造過程で完全に酸化してしまっているため摂れないのです。**オメガ3をしっかり摂りたいなら、断然生魚をオススメします。**

Q.

# プロセスチーズとナチュラルチーズ

食べるならどっち？

A

## ナチュラルチーズ

代謝を上げる食べるコツ！

## "脂質の塊"でもあるチーズ。糖質と一緒に摂るとかえって太りやすくなる

チーズには良質なたんぱく質やカルシウムが豊富に含まれているので、小腹を満たしたいときに私もよくお世話になっています。

さて、チーズには大きく分けて2種類あることをご存知でしょうか？　ひとつは乳を固めて発酵熟成させた「ナチュラルチーズ」。**カマンベールチーズやブルーチーズなど、生きた乳酸菌が含まれる自然なチーズです。**

一方、日本で昔から売られているスライスチーズや6Pチーズに代表される「プロセスチーズ」。こちらは、1～数種類のナチュラルチーズを加工してつくられています。

プロセスチーズは保存性に優れているものの余計な食品添加物を含むものが多いため、どうせ食べるならナチュラルチーズを選んだほうがベター。ただし、**チーズは"脂質の塊"でもあるので、糖質と一緒に摂るのは避けたほうが無難です。**

そのワケ 1

### プロセスチーズは加工度が高い

日本人におなじみのプロセスチーズは、ナチュラルチーズを加工してつくられたもの。加工の際に食品添加物を混ぜているものも多いため、**自然なナチュラルチーズ**を選びたい。

Q.

1日3回の少なめごはんと
1日2回の普通盛りごはん

選ぶならどっち？

A

1日2回の普通盛りごはん

そのワケ 1

## お米＝糖を摂った時点で インスリンが分泌される

お茶碗に軽く1杯分（80グラム）のごはんに含まれる糖質量は20グラム前後。軽めとはいえ、**ごはん＝糖を摂った時点で肥満ホルモンであるインスリンの分泌は避けられない。**

そのワケ 2

## 1食は脂質を気にせず 食べることができる

糖質であるごはんと一緒に脂質を摂り過ぎると、脂肪がつきやすくなる。**1食米抜きの食事にすることで、その回は気にせず脂質を摂ることができ**き、食の満足度がアップする。

代謝を上げる食べるコツ！

## 小盛り・大盛りを問わず、肥満ホルモン・インスリンは確実に分泌されてしまう！

ごはん大好き女子にとって、「糖質の代表であるお米とどう付き合っていくか」というのは最大のテーマでしょう。

Qとして挙げた両者において、**トータルの糖質摂取量やカロリーに大差はないかもしれません。**ただし、糖質を摂ったときに血糖値を抑えるために分泌されるインスリンの出る回数が1日あたり3回か2回か、という違いがあります。

お米を摂った時点で肥満ホルモン・インスリンの分泌は避けられず、そうなると脂質の量を抑えないと、糖質×脂質の〝肥満コンビ〟が脂肪を醸成していくわけです。これを避けるには、**低脂質・低カロリーの食事に傾けていかなければならなくなります。**

ならば、**朝昼晩のうち1食だけ米抜き**にして、肉などの脂質（揚げ物は×）をたっぷり摂っていくという手をとったほうが、食の満足度は断然アップするのではないでしょうか。

# 和食はベストだが天ぷらはNG

外食をするときは栄養&カロリーバランスを摂りやすい和定食を。中でも魚定食がベスト。

「ランチは外食ですませます」というお仕事女子は多いと思いますが、和食、中華、イタリアン、ファーストフード、うどん、ラーメン……さまざまなジャンル

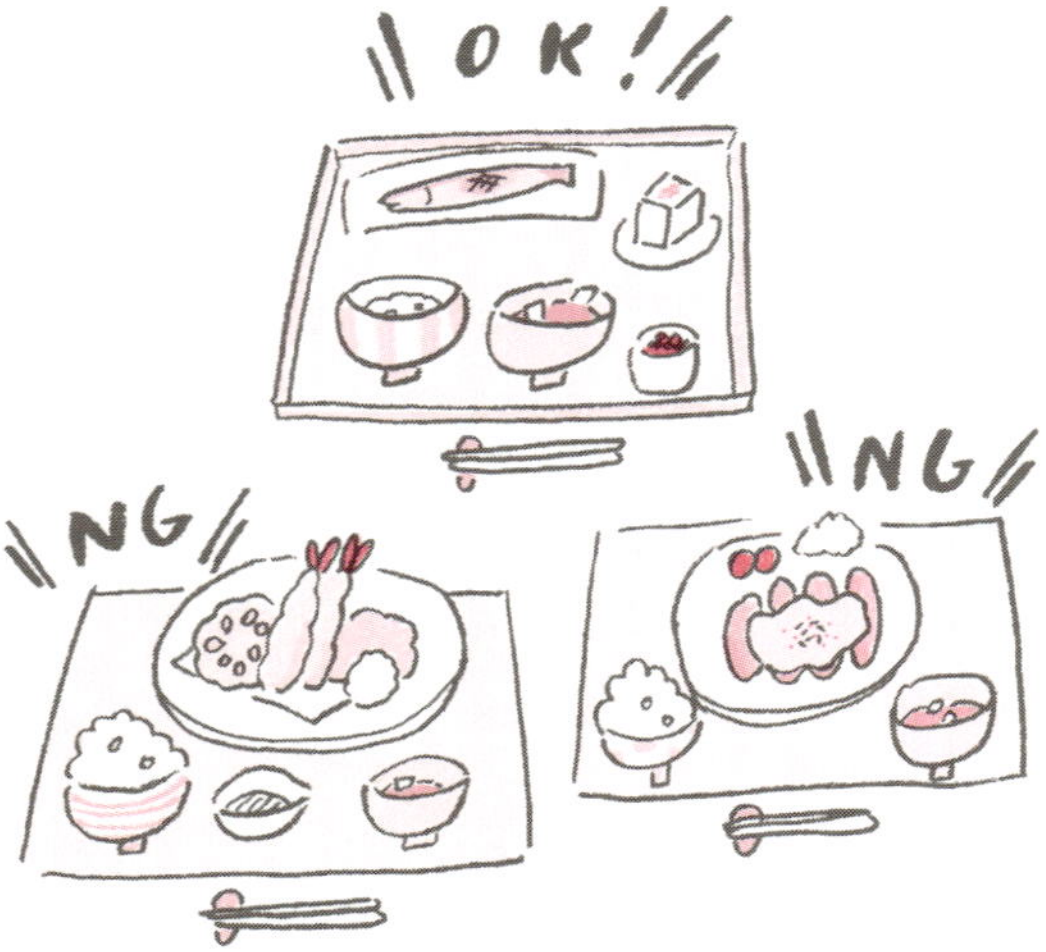

の中から、何をチョイスするかは非常に大きな問題です。

私は外でランチを食べる時間があるときは、**和食屋かランチ営業をしている居酒屋を選ぶことが多いです。そして必ず魚定食を食べます。**

和定食はダイエット女子にとって、大きな味方。**ごはん、味噌汁、魚、小鉢のひじきや豆腐。**メインの魚からは良質なたんぱく質とオメガ3、小鉢や味噌汁からはビタミン、ミネラルと栄養バランスが取りやすく、たんぱく質の量が少なければ納豆や卵などの小鉢を足すこともできます。ファーストフードやイタリアンでは難しい、第1章でお伝えした「マゴワヤサシイ」食材を最も取り入れやすいのが、和食のいいところです。

また、「糖質はあまりいらないや」ということであればごはんの量を減らすこともできますね。

しかも肥満の原因になる食べ合わせ・糖質×脂質のバッティングがしにくく、カロリーの点でもドカ食いしない限り、それほど心配する必要もありません。

その観点からいうと、同じ定食の中でも唯一避けたいのは**天ぷら定食、チキン南蛮定食、とんかつ定食などの揚げ物系。**小麦の衣を植物油で揚げたこれらのメニューは、ヘルシーとは程遠い代謝ダウン食です。

Q.

コンビニの春雨ヌードル＋
生野菜サラダと
唐揚げ弁当

食べるならどっち？

A

唐揚げ弁当

代謝を上げる食べるコツ！

## 栄養スカスカの"低カロリー食信仰"から、一刻も早く卒業すべし！

「ダイエット中に唐揚げ弁当なんて……」とドン引きする人がいるかもしれませんが、どちらか選べといわれたら迷うことなく唐揚げ弁当です。

コンビニの唐揚げ弁当といえば、小麦粉の衣をつけて植物油で揚げた鶏肉に、白米と付け合わせのパスタなど。脂肪を蓄える糖質×脂質のコンビネーション弁当ですが、それでも**鶏肉には代謝アップに欠かせない動物性たんぱく質が豊富に含まれています**。もちろん、米やパスタは全部食べずに適量にすることはいうまでもありません。

春雨ヌードルと生野菜サラダを摂るメリットは、カロリーが低いことだけ。カロリーが低いということは、すなわち体に必要な栄養価が少ないということ。代謝を上げるうえでは摂る価値がない食品ということです。これらには、**サラダチキンなどのたんぱく質を必ず足すことがポイント**です。

そのワケ 1

### 唐揚げ弁当の鶏肉からたんぱく質が摂れる

糖質×脂質のオンパレードであるコンビニの唐揚げ弁当は、決してオススメできるものではないが、**代謝に欠かせないたんぱく質が鶏肉に含まれているのが唯一のメリット。**

そのワケ 2

### 低カロリー食だけでは代謝は一生上がらない

低カロリーで栄養価の少ない春雨ヌードルと生野菜サラダを食べても、代謝を上げることはできない。**これまで何度も失敗してきた低カロリーダイエットを繰り返すな！**

# 「1日分の野菜が摂れる」ラーメンの真実

1日分の野菜＝350グラムに含まれている野菜の〝内訳〟にも注目してみよう。

飲食店で、「1日分の野菜＝350グラムが摂れる！」ことをウリにしたうどんやラーメンのメニューを見かけたことはありませんか？

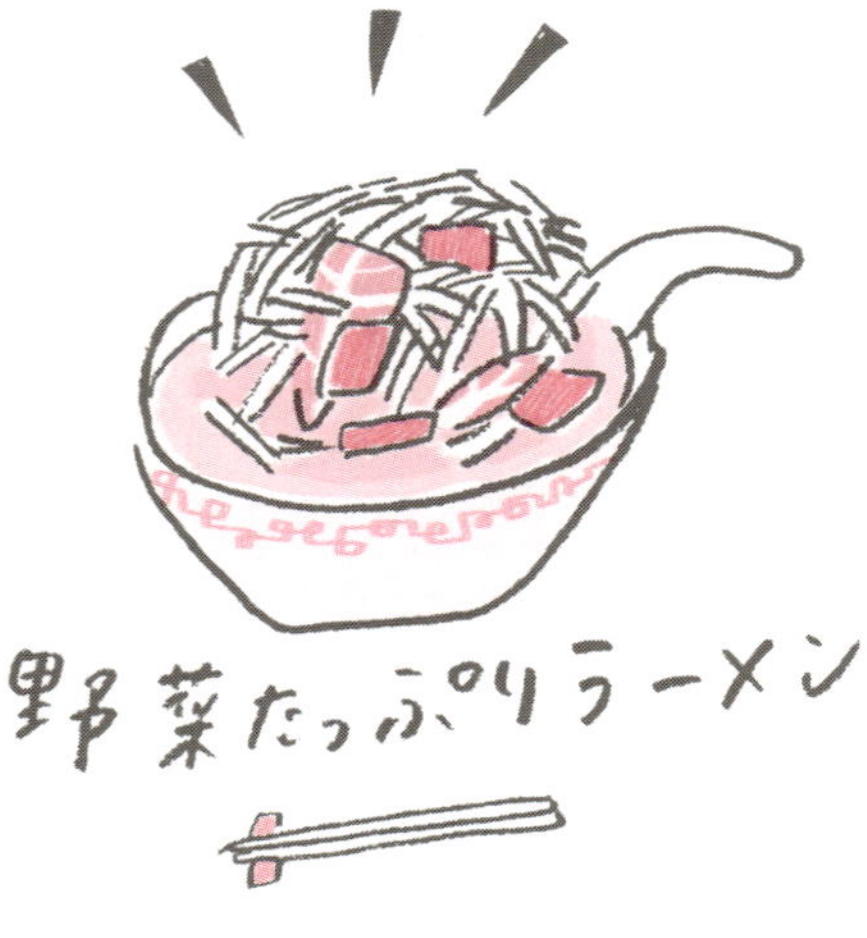

糖質まみれのうどんやラーメンがヘルシーかどうかの議論はこれまで散々してきましたのでここで述べることはしませんが、**問題はそのメニューに含まれている「1日分の野菜」の内訳**です。

「350グラムの野菜」を謳っているラーメン店では、丼に麺が見えないほどのもやしが山積みになっています。「半分以上もやしとキャベツでカサマシ。プラス、申し訳程度ににんじんが数切れ」という状態でも、野菜が350グラムという事実は間違いありません。

確かにもやしからはビタミンCが摂れますし、キャベツからは不溶性の食物繊維が摂れます。しかし350グラムを達成するために躍起になるなら、もやしやキャベツなどの淡色野菜より**ビタミン、ミネラル、フィトケミカルが豊富な緑黄色野菜（にんじん、ピーマン、かぼちゃ、トマトなどの色の濃い野菜）の比率**をもっと増やしてもらいたいものです。

世間は、「現代人は野菜が全然足りていない！」と私たちをあおります。私としては「野菜は350グラム摂ったほうがいいですか？」と聞かれたら「いいんじゃないですか」と答えますが、何度も繰り返しているように「**一番大切なたんぱく質をおろそかにして、野菜の摂取を最優先にしないでください**」ということを強く訴えたいです。

Q

うどんと
そば
食べるならどっち？

A

そば

そのワケ 1

## そばのほうが若干たんぱく質が豊富

そばは糖質主体のためオススメできないが、**うどんに比べるとそばのほうが若干たんぱく質は多い**。100グラムあたり生そばは9・8グラム、生うどんは6・1グラム。

そのワケ 2

## そば湯でビタミン・ミネラルを補給できる

そば湯には、そばから溶け出した**たんぱく質、食物繊維、ビタミン、ミネラル、ルチンといった栄養素**が含まれており、飲むことでそれらを補うことができる。

代謝を上げる食べるコツ!

## そばを食べるなら「そば湯」を飲め! 糖質まみれのそばつゆは控えめに

森拓式ダイエットにおいて、麺類は基本的にオススメしませんが、どちらかを選べといわれたらそばを押します。うどんの麺は小麦粉を練ってつくったもの。主な栄養素は糖質です。そばの成分には糖質のほか、**植物性たんぱく質、食物繊維、ビタミン$B_1$**などが含まれています。ちなみに、小麦のつなぎを入れないそば粉100%でつくられた十割そばも、意外と糖質は多いものですが、栄養分はあります。

そばをゆがいた後に出る「そば湯」には、そばの栄養成分が溶け出しているので、そば屋に行ったときは欠かさず飲むようにしてください。逆につゆには、砂糖やみりんといった糖質がドバドバ使われていますから、ガブ飲みしないように。

そして、ポイントはトッピングにあります。「かけそばのほうが低カロリー♥」という考えは一切捨てて、**卵、納豆、ワカメなど不足しがちなたんぱく源をガンガン追加しましょう**。

Q.

赤ワインと白ワイン

飲むならどっち？

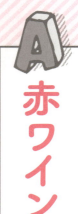

A.

赤ワイン

そのワケ 1

## 赤ワインのほうが**糖質量が少ない**

ワインは主にブドウの果汁を発酵させてつくられた、糖質を含む醸造酒。

**赤ワインの糖質量は、100ミリリットルあたり1・5グラム、対して白ワインは2グラム。**ちなみにスパークリングワインも2グラムとなっている。

代謝を上げる食べるコツ!

## 赤ワインは辛口になればなるほど糖質量がダウンする

ワインは、日本酒、ビールなどと並んで穀物や果汁などをアルコール発酵させた醸造酒で、糖質を含みます。一方、**焼酎、ウィスキー、ブランデーなどの蒸留酒は、醸造酒を蒸留してアルコールなどの揮発成分を濃縮したもの。**糖質はカットされていますので、カクテルやチューハイなどにしない限りは血糖値を上げることはありません。

ダイエット的な観点からいうと、**糖質の少ない赤ワインを選ぶのが賢い選択**です。しかし、重要なのは飲む量。赤だからといって、どれだけ飲んでもいいわけではありません。

お酒はアルコールを分解する肝臓に負担をかけ、代謝に必要なビタミン、ミネラルを消費させます。つまみは**アルコールの処理を助けるビタミンB系、マグネシウム、亜鉛などを積極的に摂って肝臓にかかる負担を減らしてください。**ワインに合うカルパッチョや貝類などの魚介系はオススメです。

酒に強い＝肝臓の処理能力が高い人

# 酒豪の女はやせやすいのか？

肝臓機能が高い酒豪女子は、代謝がよく太りづらい。ただし、それが裏目に出る場合も！

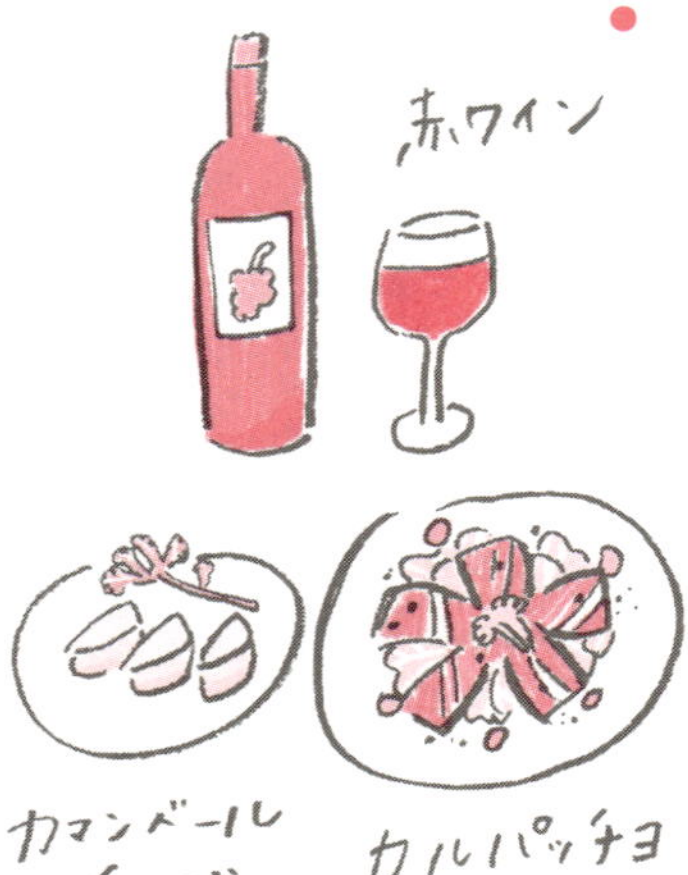


「健康や美容にいいお酒はないですか？」と聞かれたら、「アルコールは肝臓では毒物としか扱ってくれませんよ」と答えます。アルコールは肝臓でアセトアルデヒドという毒素と化して代謝されるものですから、体に悪い以外の何モノで

もありません。

ですから「酒は百薬の長」という認識は、一切捨てたほうがいいでしょう。ただし、**酒好きな人がムリに酒断ちしたところでその欲望が食に向かうのであれば、うまく付き合っていくのが賢明です。**

お酒も適量であればストレス解消になり、ストレスホルモンであるコルチゾールの分泌を低減させるのに役立ちます。本書の読者なら「甘い物を食べるとイライラがおさまるんだよね」という経験をしたことがあると思いますが、なぜこういうことが起きるかというと、糖質がコルチゾールの分泌を抑える働きを持っているからです。

---

少し話はそれてしまいましたが、酒豪の女性にひとつ朗報です。**お酒に強い人は、弱い人よりも代謝がよく太りづらい傾向にあるといえます。**

お酒に強い人というのは、アルコールやアセトアルデヒドを分解する肝臓の処理能力が優れている人のこと。肝臓は1日の基礎代謝の3割を占める巨大代謝組織。肝臓の働きがよいということは、すなわち**代謝機能が高いことを表します。**

ただし、底なしに飲める〝鉄の肝臓〟を持っているからといって油断は禁物。強いから大丈夫と浴びるように酒を飲み、つまみを食べ過ぎて太る危険性もあります。

DIET COLUMN*03

# ダイエットに「頑張り」はいらない

この本を読んで「明日から心を入れ替えて頑張ります！」という人には、**「頑張る必要はないですよ」という言葉を最初に贈りたいと思います**。すると「あ、頑張らなくてもいいんだ♥」と甘えてしまう人がいるかもしれませんが、そういう意味ではありません。

たとえばあなたの会社にこんな人はいませんか？　毎日一生懸命残業をして「私頑張っています」アピールをしているものの、売上がまるで伸びていない人。ダイエットでも「今度こそ！」を連呼するだけで結果が出せなかったら、上記のダメ社員と同じです。「頑張ればどうにかなる」や「我慢や努力が全然足りていない！」といった無意味な意気込みや根性論は、仕事やダイエットにおいて何の役にも立ちません。それよりも**「何をどう頑張るのか」を頭で考えて実践することです**。

ダイエットジプシーのあなたがこれから取れる対策はごまんとあります。**「たんぱく質を多めに摂っているつもりだったけど、もう少し摂ってみよう」「脂質を気にし過ぎて鶏の胸肉ばかり食べていたけど、もも肉にして脂の量を増やしてみよう」「代謝に必要なビタミンB群が足りてなさそうだから、サプリメントを足してみようか」**などなど。

いろいろな変化球を投げてみて、トライ＆エラーを繰り返してみる。失敗しても自己嫌悪に陥ってもいいですが、あきらめずに前を向いて違う方法を考えてみましょう。

ダイエットは**「結果がすべて」**なのです！

# 第4章

# 代謝を上げる「美養食」のススメ8

代謝アップのために摂っておきたい、
究極の品をご紹介します。
毎日の食事に、この章で紹介する美養食を
なるべく取り入れていきましょう。

# 焼き鳥屋に行ったら
# レバーを頼め！

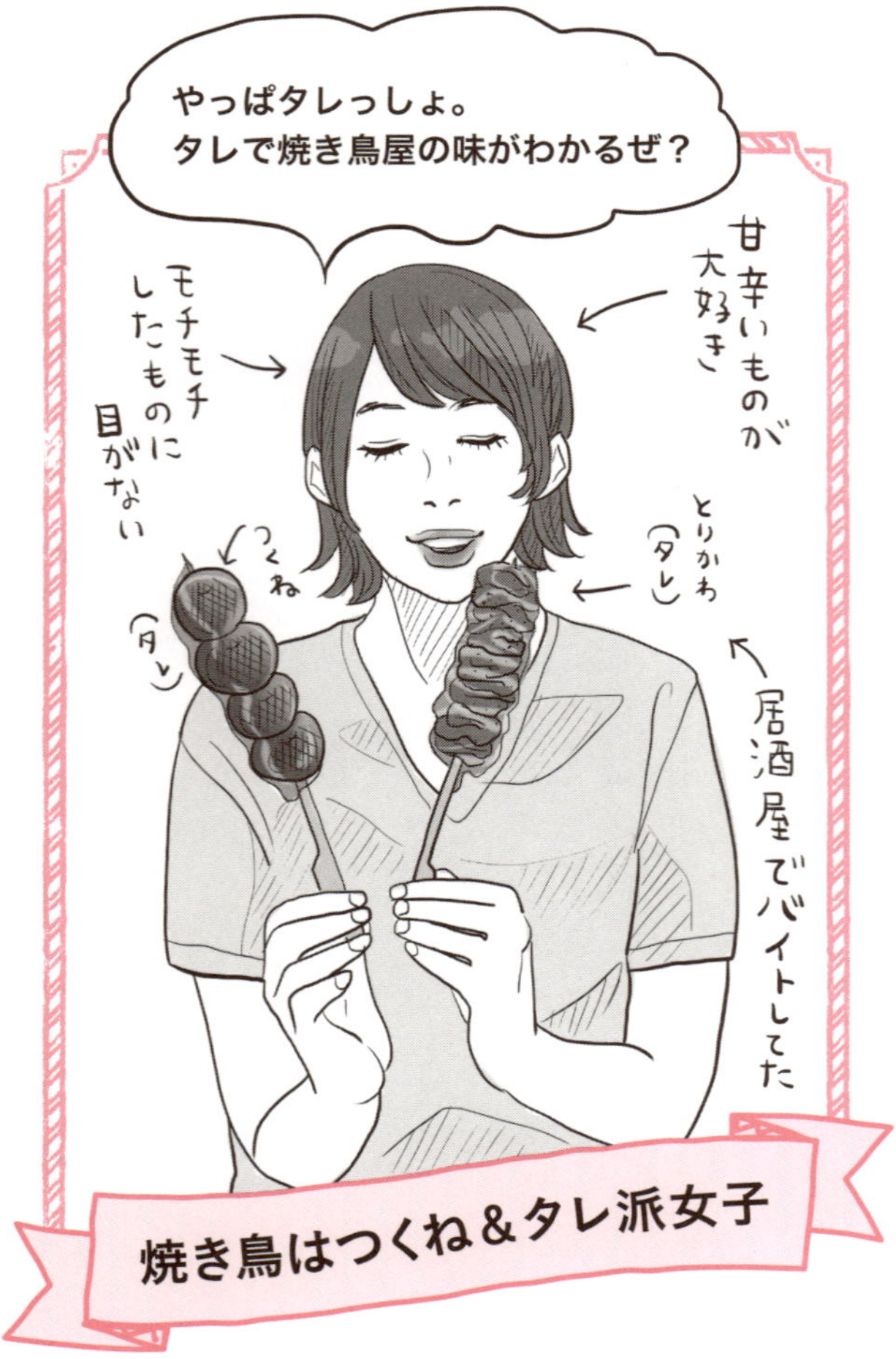
やっぱタレっしょ。
タレで焼き鳥屋の味がわかるぜ？
甘辛いものが大好き
モチモチしたものに目がない
つくね
(タレ)
とりかわ
(タレ)
居酒屋でバイトしてた
焼き鳥はつくね＆タレ派女子

**特徴**

- レバー、ハツなど内臓系はどうも苦手
- 焼き鳥の真髄はタレだと思っている
- つくねの丸い形も好き

**DATA**

とにかく甘いタレが好き

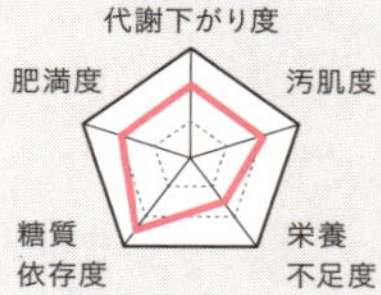

ここを CHANGE

# つくね↓レバー、タレ↓塩に変えてビタミンA、鉄、ミネラルを補給

そのワケ 1

## ビタミンAと鉄の量がケタ違い！神食材・レバー

レバーは**皮膚の構成要素となるたんぱく質**をはじめ、**免疫力を高めて皮膚を丈夫にするビタミンA**、そして**貧血予防の鉄**を多く含む食品です。美養を助ける〝神食材〟でありながら意識しないとなかなか摂れないため、焼き鳥屋へ行ったら必ずオーダーすること。

ちなみに鶏のレバーは、**ビタミンAが100グラムあたり1万4000マイクログラム、鉄は9ミリグラム**。ほかの食品と比べてもケタ違いの量です。

そのワケ 2

## 甘辛い糖質ダレよりもミネラルが摂れる塩

甘辛い焼き鳥のタレは確かに美味しいですが、体をもうひと絞りしたいなら**味つけは塩をチョイス**して。焼き鳥のタレは肥満の天敵である、砂糖やみりんといった糖質を主体につくられています。

一方塩には、糖質の代謝やたんぱく質の合成を助ける酵素の活性に必要なミネラルが豊富に含まれています。**塩焼き鳥1本から、たんぱく質とミネラルが摂れて一石二鳥**。私も焼き鳥屋では断然〝塩派〟です。



森拓ダイエット格言 外食でレバーを見つけたらすかさずオーダー

# 最強栄養食 ブロッコリーの食べ方

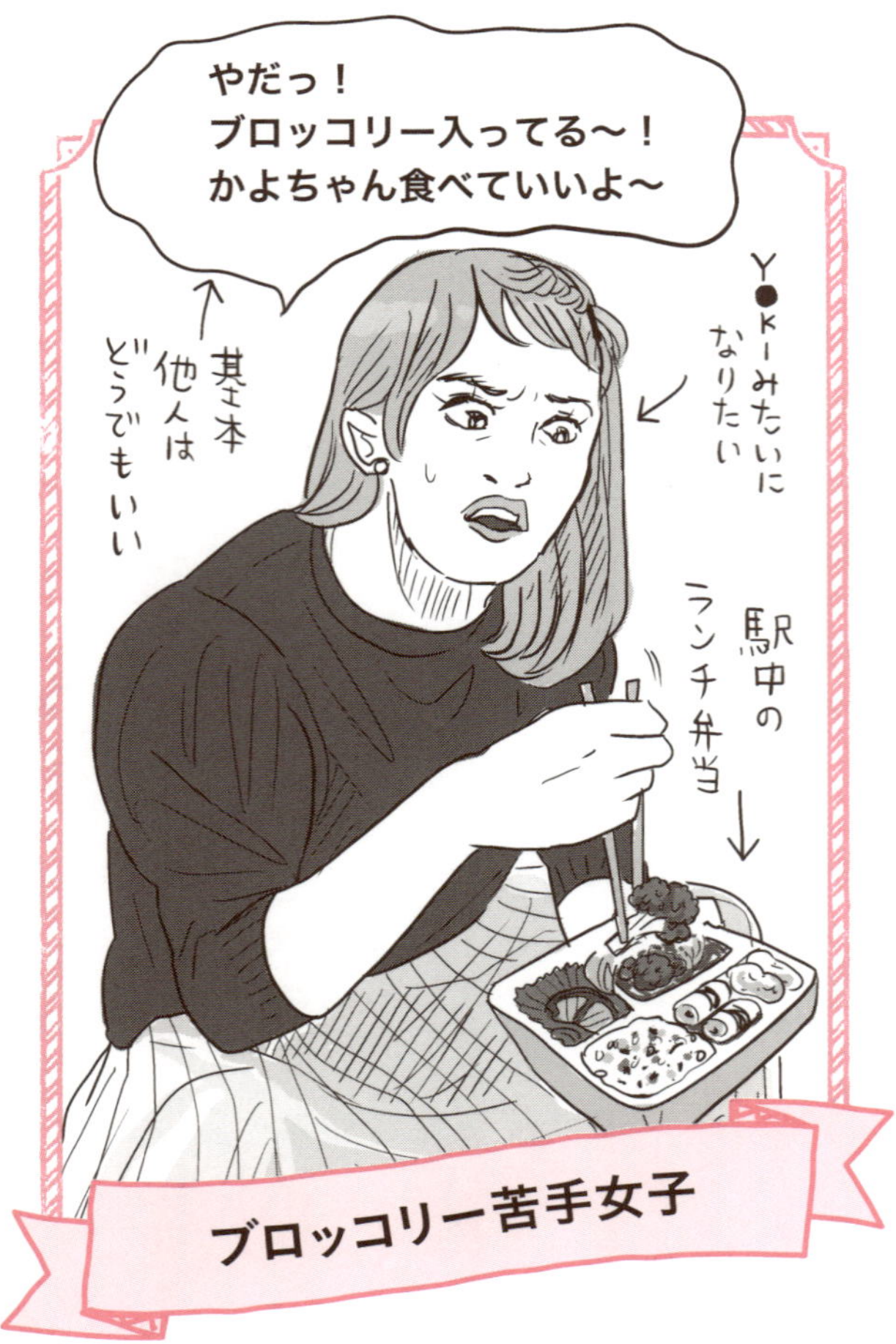


## ブロッコリー苦手女子

**特徴**

- オトナになってもブロッコリーが大嫌い
- 女性ホルモン分泌の邪魔になるため敬遠
- 女性ホルモン＝モテ力だと信じている

**DATA**

女性ホルモンを信仰

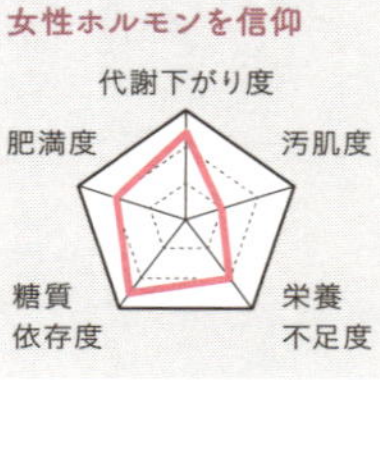

ここを CHANGE

# ブロッコリーが持つ高い栄養素と女性ホルモン抑制成分を上手に活用

そのワケ 1

## ブロッコリーが代謝力・美肌力・免疫力・抗酸化力を底上げする

緑黄色野菜の一種ブロッコリーは、**強い抗酸化力を持つビタミンAをはじめ、免疫力をアップしストレスから体を守り、肌を美しくするビタミンCなど、栄養が豊富な食材**です。

ちなみに野菜には少ないたんぱく質も、100グラムあたり4・3グラムと多め（キャベツは1・3グラム、トマトは0・6グラム）。野菜のカテゴリーにおいては、**代謝アップと美肌に欠かせない最強食材のひとつ**といって間違いありません。

そのワケ 2

## 女性ホルモンが多過ぎてもやせづらい

ボディビルダーなど本格的な肉体改造をしている人たちの常備食であるブロッコリー。ブロッコリーに含まれる成分が、筋肉の発達を妨げる**女性ホルモン・エストロゲンの働きを抑え、筋肉や骨格を形成する男性ホルモン・テストステロンの働きを強めるから**です。

女性ホルモンの過剰分泌は、太りやすくやせにくい体をつくります。とくに下半身太りに悩んでいる人などは、ホルモンバランスを整えるために適度に摂ってみるのも手です。


森拓ダイエット格言　女性ホルモンは多過ぎても少な過ぎてもダメ

# 外食するなら焼肉かオイスターバー

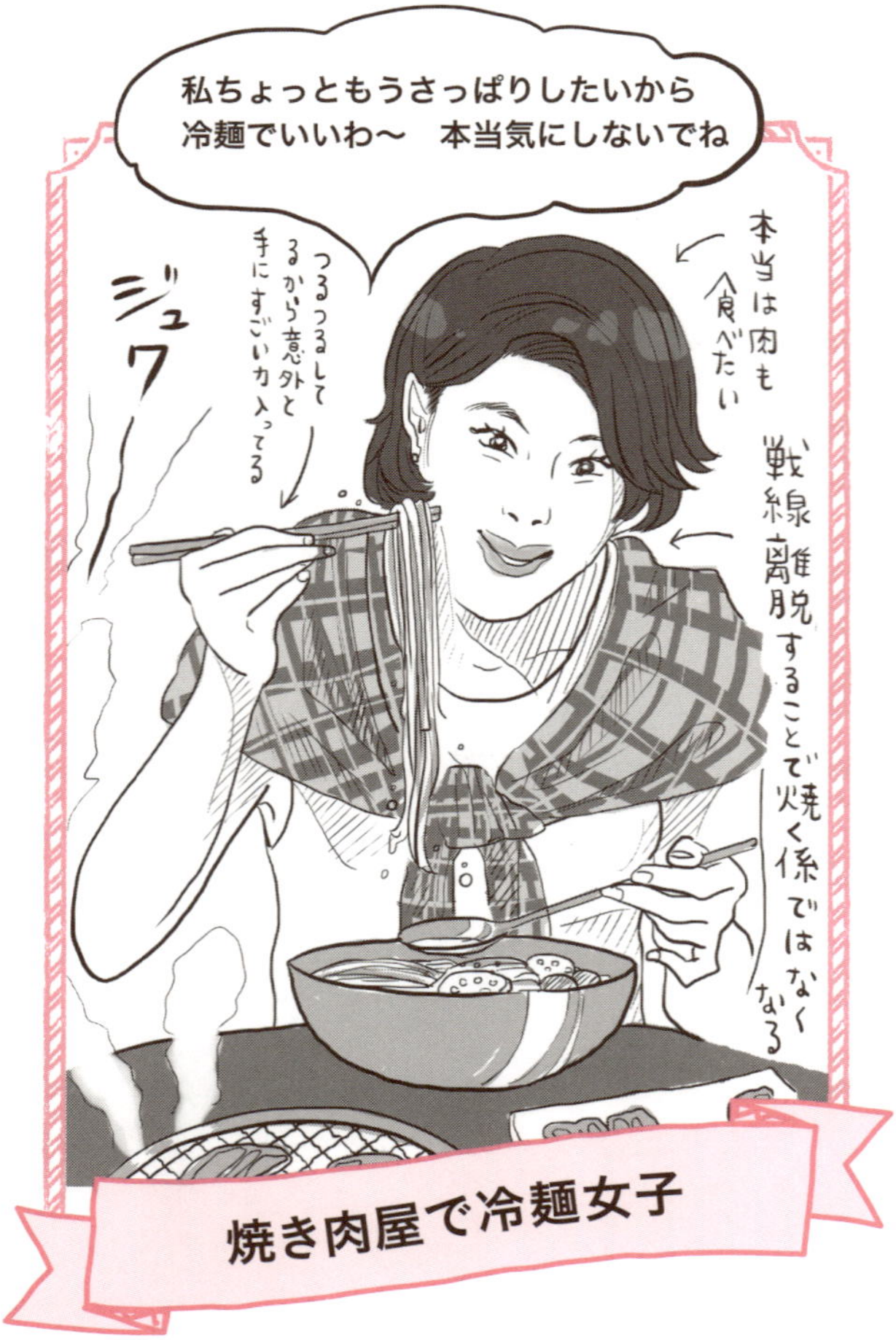
私ちょっともうさっぱりしたいから
冷麺でいいわ〜　本当気にしないでね
本当は肉も食べたい
戦線離脱することで焼く係ではなくなる
つるつるしてるから意外と手にすごい力入ってる
ジュワ

## 焼き肉屋で冷麺女子

**特徴**

- さっぱり冷麺＝ヘルシーだと信じている
- 肉＝ダイエットの天敵だと信じている
- サンチュ巻きで焼肉の罪悪感を解消

**DATA**

ビビンパも好き

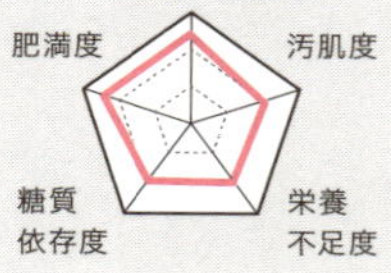

ここを
CHANCE

# 焼肉屋に行ったら肉を焼け！オイスターバーでは牡蠣を2個以上

そのワケ 1

## 肉からたんぱく質を摂取。盲点は糖質漬けの味つけ肉

良質なたんぱく質をたっぷり摂れる焼肉屋。オーダーの際には「タレか塩か」を聞かれると思いますが、私は**「味つけなしで」**とお願いします。どうもお酒を進ませる濃い味つけが気になるので、**マイソルト（P65）をかけて自分好みの味**に調整するのです。

また肉は、たんぱく質だけでなく脂質も多く含みます。脂質×糖質の食べ合わせにならないよう、**白飯、ビビンパ、冷麺などの糖質食は避けましょう。**

そのワケ 2

## ミラクルフード・牡蠣は女子にうれしい栄養成分の宝庫

さまざまな種類の牡蠣を存分に楽しめるオイスターバーは、私の行きつけです。別名**「海のミルク」**とも呼ばれる牡蠣は**高たんぱく・低脂肪食材で、ビタミンB1、B2、Aや亜鉛、鉄、カルシウムなどを豊富に含みます。**ちなみに牡蠣3～4個を食べれば1日の亜鉛の必要量をクリアできます。

お酒を飲んだ後の肝機能の強化、貧血予防のほか、皮膚の健康を保って**免疫力を強化**し、**イライラ予防**にも◎です。



森拓ダイエット格言　亜鉛不足は味覚障害を招き、代謝を狂わせる！

# 寿司屋に行ったらシャリ少・カツオ

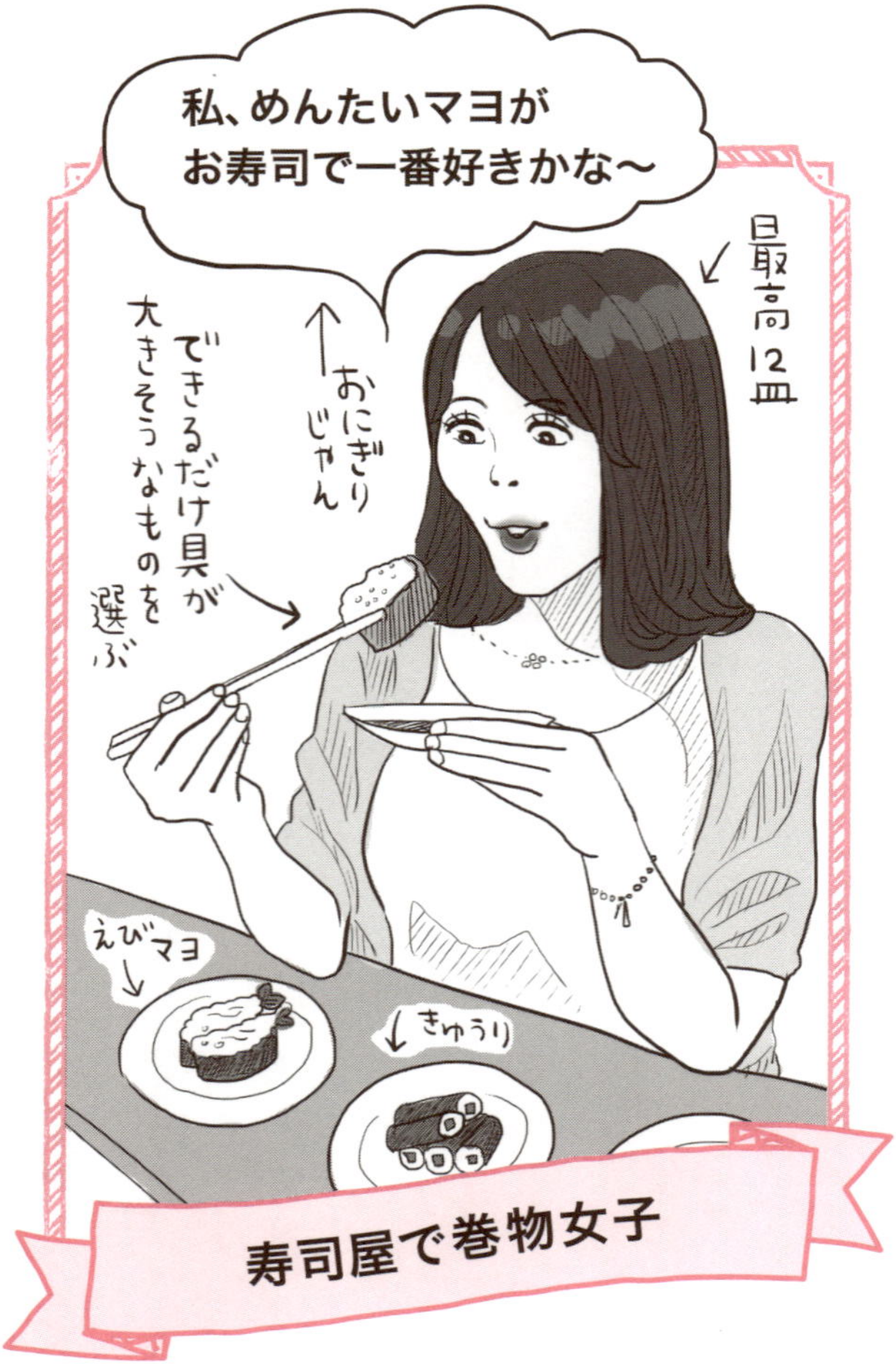
私、めんたいマヨがお寿司で一番好きかな〜
最高12皿
おにぎりじゃん
できるだけ具が大きそうなものを選ぶ
えびマヨ
きゅうり
寿司屋で巻物女子

**特徴**

- 魚介系のネタより海苔巻系が好き
- マイベスト軍艦はマヨコーン
- 寿司屋で刺身を頼むなんて考えない

**DATA**

**寿司屋なのに巻物注文**

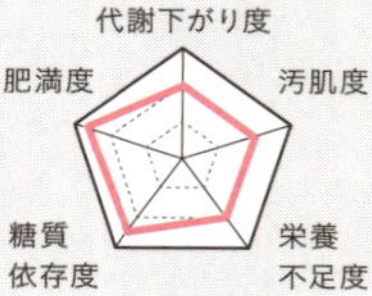

ここを CHANGE

# シャリは控えめに。たんぱく質・オメガ3の多い魚介ネタを選ぶ

そのワケ 1

## 糖質量が気になる寿司飯はなるべくカットしたい

寿司好きの女子は多いと思います。ダイエットの観点で気になるのが、**酢と砂糖と塩で煮詰めた寿司酢をからめたシャリ**。一貫は小さくても、積もり積もれば結構な糖質量になるので注意が必要です。

しかし寿司屋でシャリを残せというのは酷ですから、**「シャリ少で」**と板さんにお願いしてみてください。通常よりもシャリを小さめに握ってくれます。ちなみに私は、寿司屋では刺身を食べている時間のほうが長いです。

そのワケ 2

## 高たんぱく・低脂肪のカツオ。血合いには鉄分がたっぷり

寿司屋でとくにオススメしたいネタは**カツオ**。生の魚自体、良質なたんぱく質とオメガ3を含みますが、なかでもカツオはほかの魚介に比べて**高たんぱく・低脂肪でビタミンB群**が豊富。**血合いには鉄分たっぷりです。**

一方「食べる意味あるのかな……」と思うのは、きゅうりを米で巻いたかっぱ巻きや、回転寿司でよく見るマヨネーズ軍艦系。巻物系は、ネタの栄養価的にイマイチなものが多いような気がします。



森拓ダイエット格言 寿司屋では、刺身を十分に楽しんでから"シャリ少"を数貫頼む

# コンビニランチは温玉、サラダチキン、サバ缶

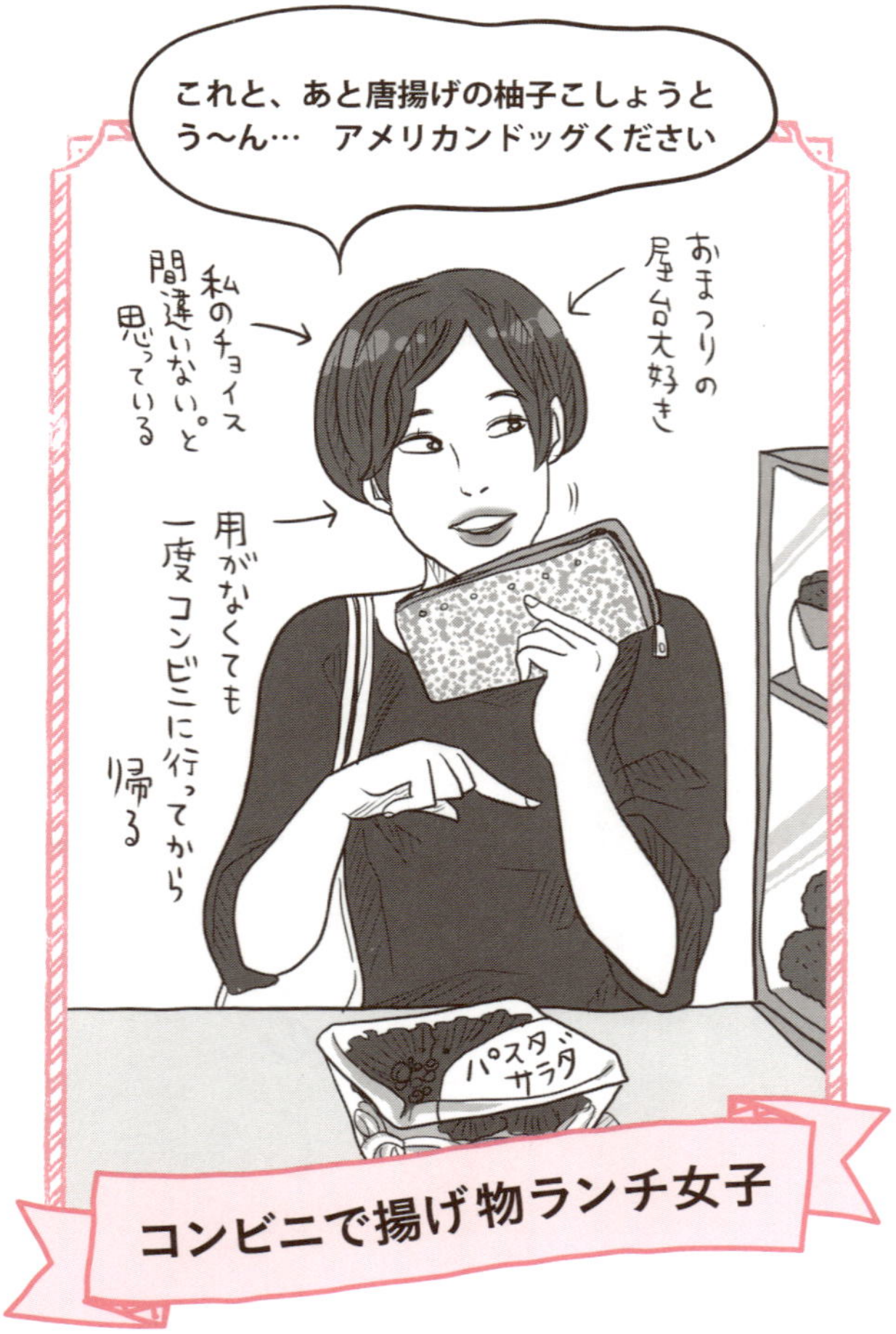
これと、あと唐揚げの柚子こしょうと
う〜ん…　アメリカンドッグください
おまつりの屋台大好き
私のチョイス間違いない。と思っている
用がなくても一度コンビニに行ってから帰る
パスタサラダ

## コンビニで揚げ物ランチ女子

**特徴**

- 好物の唐揚げが唯一のたんぱく質源
- コンビニの新作チキンは毎シーズン制覇
- レジ前ドーナツの誘惑に勝てない

**DATA**

コンビニスナックが好き

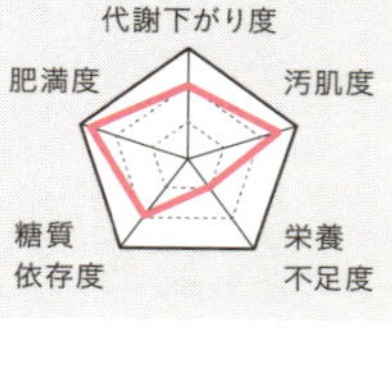

ここを
CHANGE

# たんぱく質の摂取が最優先。ただし、レジ前のスナックコーナーはスルー

そのワケ 1

## 糖質、脂質過多の加工食品が多いコンビニフード

糖質&脂質過多食品が多いコンビニでは、成分表示を確認して内容をしっかり吟味するようにしてください。私のオススメフードベスト3は、**たんぱく質が手軽に摂れる温玉、サラダチキン、サバ缶**です。

ちなみにランチの定番・おにぎりはひとつ約40グラムの糖質が含まれるので、1個ならギリギリセーフ。パンはなるべく避けますが、おにぎりを食べたくないときは、**たんぱく質が摂れる卵サンド**がベターです。

そのワケ 2

## たんぱく質は摂れるけどオメガ6過多のスナックミート

肉はたんぱく質豊富な代謝アップ食材だと繰り返しお伝えしてきましたが、同じ肉でもレジ前にある**ホットスナック系はオススメできません。**たんぱく質が摂れるといっても、植物性油で揚げたオメガ6過多の**〝酸化〟チキンや唐揚げ**は避けたいものです。

もちろん、フランクフルトやアメリカンドッグなどの加工品は問題外。同様に、同じ列に並ぶドーナツにも手を出すべきではありません。

# コンビニのファットゾーンはここ！

ザックリまとめると……

- パンコーナー、カップ麺＆お菓子コーナー、お弁当コーナーは立ち入り禁止。
- ドリンクコーナーでは、ゼロカロリー飲料やジュース系は×。水かお茶をチョイス。
- 案外使えるのは、おつまみコーナーとお惣菜コーナー。

POINT 1

## 立ち入り禁止のパン加工品コーナー

まずパン、カップ麺やお菓子などのコーナーには、食べるべきものはひとつもありません。お弁当コーナーも、ビッグかつ弁当やオムライス、パスタなど高糖質×高脂質×高カロリーな食品が多いので要注意。飲み物は水かお茶で。ゼロカロリー飲料はノーチョイス（P54参照）。

## コンビニのファットゾーンに注意！

糖質＆脂質過多食品が多いコンビニ。ファットゾーンに近寄らないことが、これらの商品を避けるためにベストです。

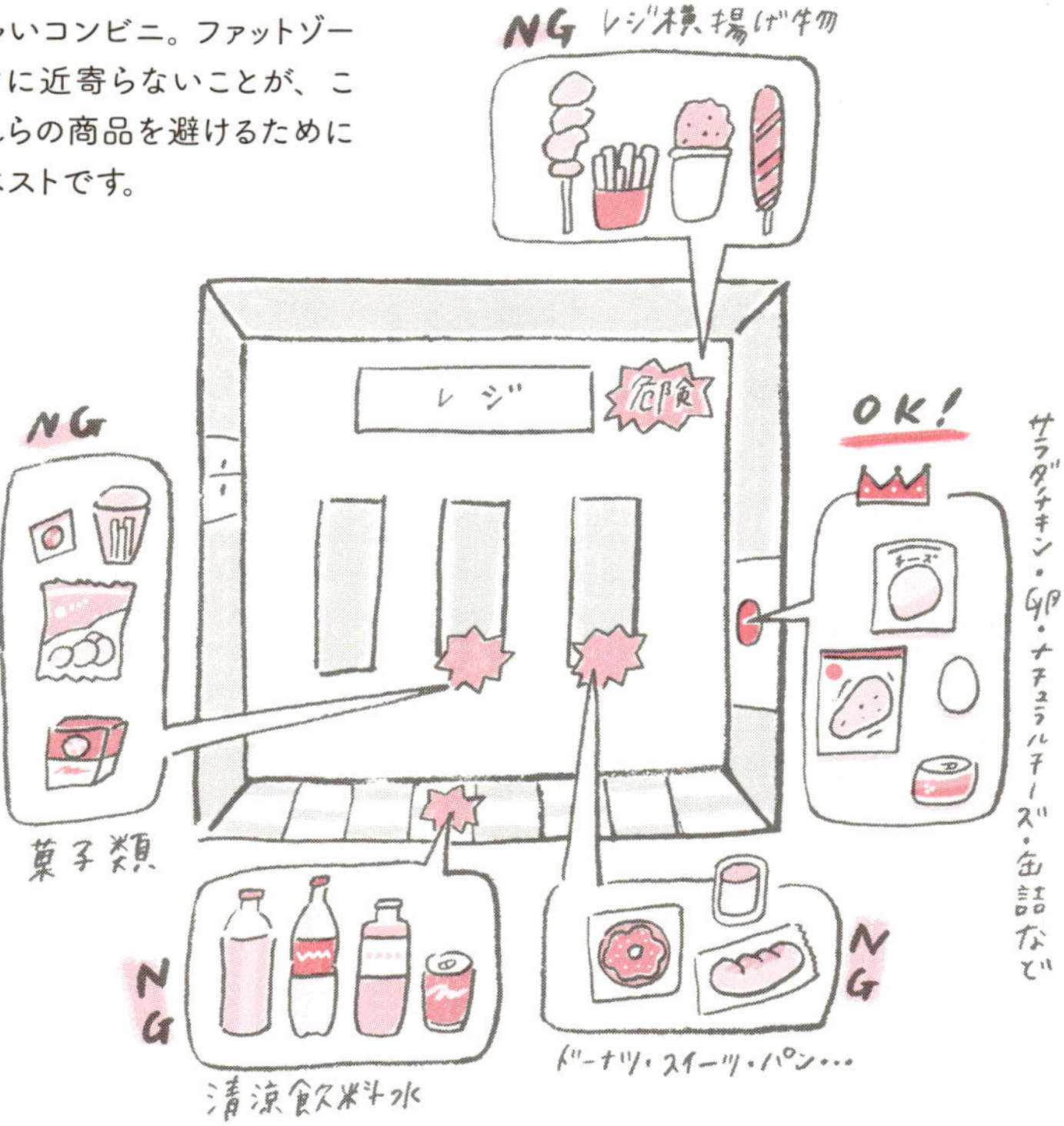


**POINT 2**

### 意外と使えるおつまみコーナー

塩分の入っていない無塩のナッツ類、高たんぱく質なスルメなどは口さみしいときの間食に最適。惣菜コーナーもわりと便利です。パウチ系の魚やサラダなど、案外シンプルなつくりのものが置いてあります。

**森拓のちょっと一言**

**コンビニも知識を持って賢く使えばＯＫ**

# 完全栄養食「卵」のウマイ摂り方

ザックリまとめると……

- 卵は、健康を維持するために必要な栄養がつまったスーパーフード。
- たんぱく質はまとめて摂ると効果的。卵を1個食べるより2～3個一緒に食べたほうがよい。
- 生卵に含まれるアビジンは、加熱することによって失活。卵は加熱調理したほうがベター。

POINT 1
## ビタミンC以外の栄養素が賄える卵

体に必要な必須アミノ酸をバランスよく含み、健康を維持するために必要な栄養素が凝縮された卵。筋肉や皮膚の材料となる動物性たんぱく質や女性ホルモンの材料となるコレステロール、ビタミンC以外のビタミン、ミネラルを摂取することができます。

## 卵の賢い摂り方とは

栄養素が凝縮されたスーパーフードの卵。せっかく摂るなら、賢く効率的に摂取したいものです。

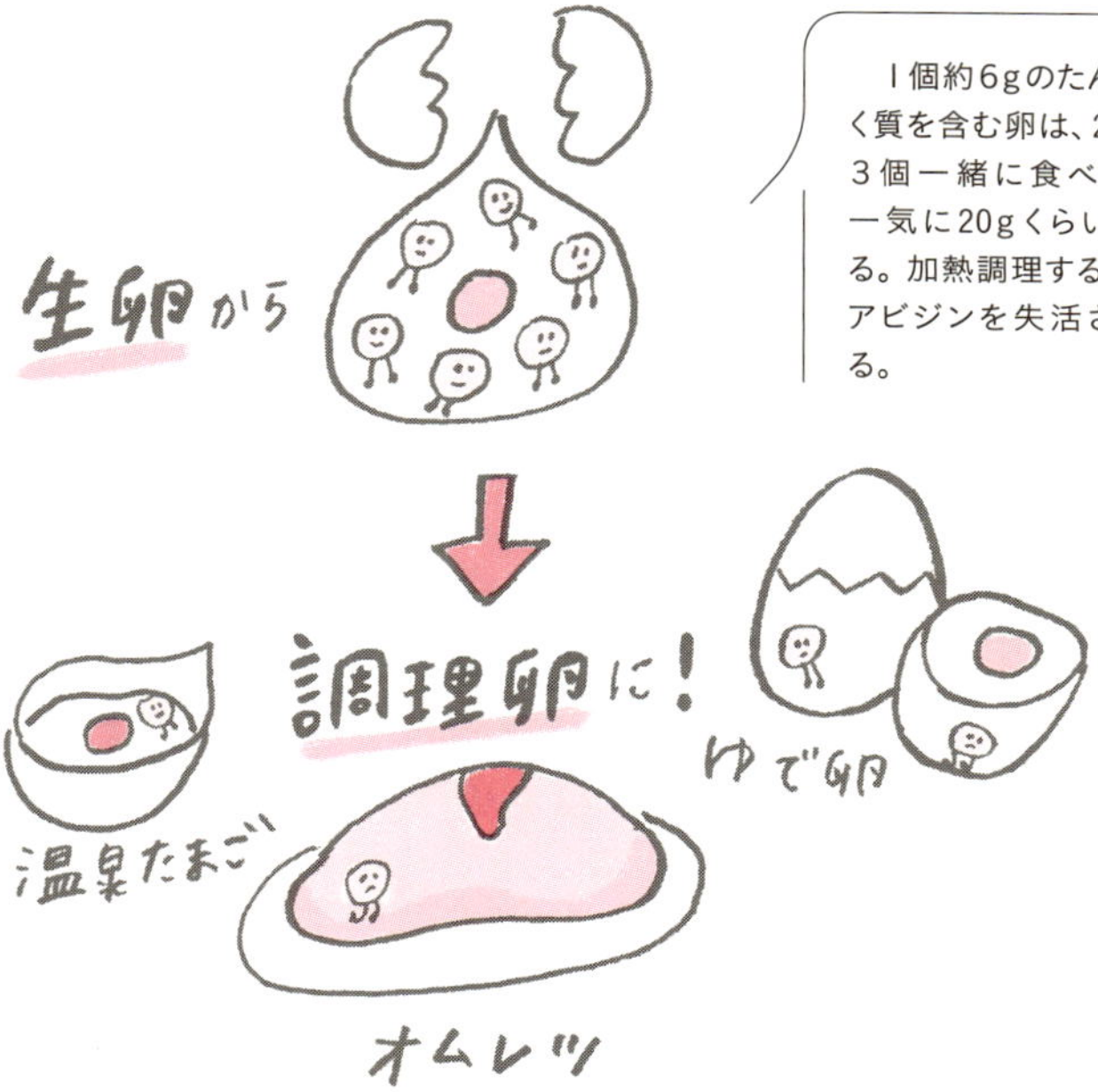


1個約6gのたんぱく質を含む卵は、2～3個一緒に食べて、一気に20gくらい摂る。加熱調理すると、アビジンを失活させる。

POINT 2

### ビオチンの吸収を阻害するアビジン

たんぱく質は一気に20グラム前後摂ると効果的。1個約6グラムのたんぱく質を含む卵は、2～3個一緒に食べて。生卵にはビオチン（糖新生などに関わるビタミンの一種）を吸収阻害するアビジンが含まれますが、これは加熱調理することによって失活します。

**森拓のちょっと一言**

私は1日3～5個食べています

# おやつにナッツ！脂肪の燃焼も促すお助け食材

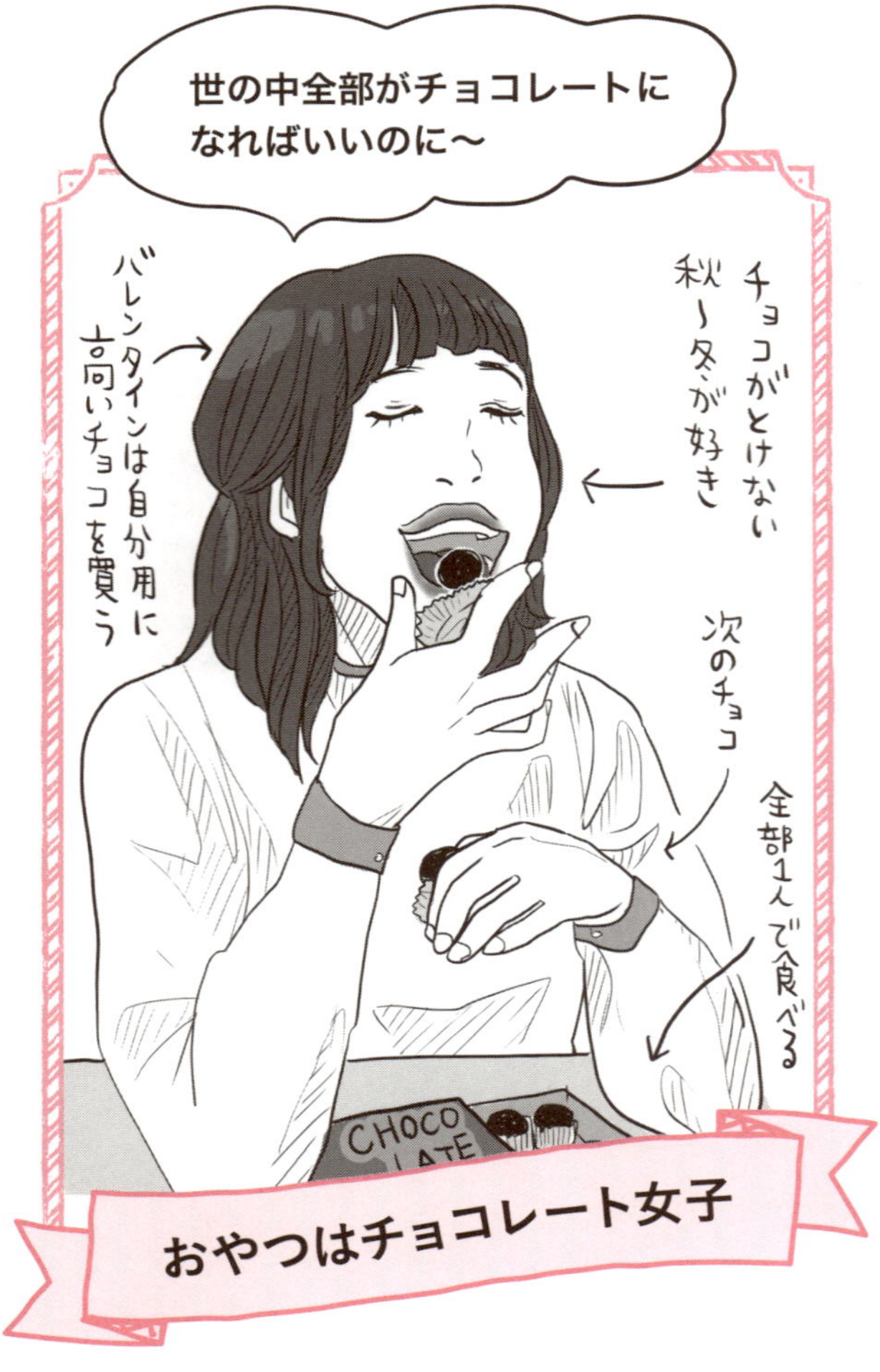
世の中全部がチョコレートになればいいのに〜
チョコがとけない秋〜冬が好き
バレンタインは自分用に高いチョコを買う
次のチョコ
全部1人で食べる
CHOCO LATE
おやつはチョコレート女子

**特徴**

- チョコは質より量
- 社内でのあだ名は「チョコレートジャンキー」
- 秋・冬の新作チョコレートが楽しみ

**DATA**

甘〜いチョコレート好き

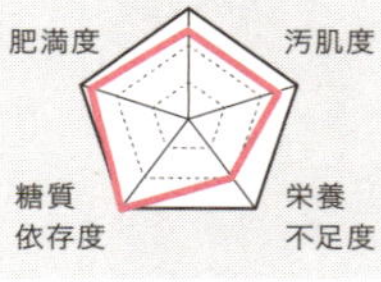

ここを CHANGE

# 脂質豊富なナッツを食べて代謝アップ。ただし糖質を一緒に摂ってはダメ

そのワケ 1

## チョコレート菓子の正体は チョコレート風味の砂糖

市販チョコレート菓子の原材料は、カカオマスよりも砂糖がメイン。おやつに**〝チョコレート風味の砂糖菓子〟**をチマチマ食べるくらいなら、**栄養豊富なナッツ**を食べたほうがダイエット効果は断然高く、腹持ちも良いのでオススメです。

脂質豊富なナッツは**脂質代謝を高め、脂肪燃焼を促すお助け食材。抗酸化に効くアーモンドにはビタミンE、くるみには体内の炎症を抑えるオメガ3**が多く含まれています。

そのワケ 2

## 脂質豊富なナッツ。糖質と一緒に 摂ると脂肪を抱え込むハメに

ナッツならどれだけ食べてもいい、そんなことはありません。ナッツはそもそも脂質が多いので、普段糖質を多く摂っている人が食べ過ぎると、肌荒れやニキビの原因になってしまいます。

糖を摂る量を制限していればインスリンが働かないため、脂質をある程度摂っても毒性を発揮せずに排出され、**肌の細胞膜となったり、保湿効果により肌がつやつやになったり**します。



森拓ダイエット格言　アーモンドチョコレートは糖×脂で逆効果

# 定食屋へ行ったら卵や納豆をプラス

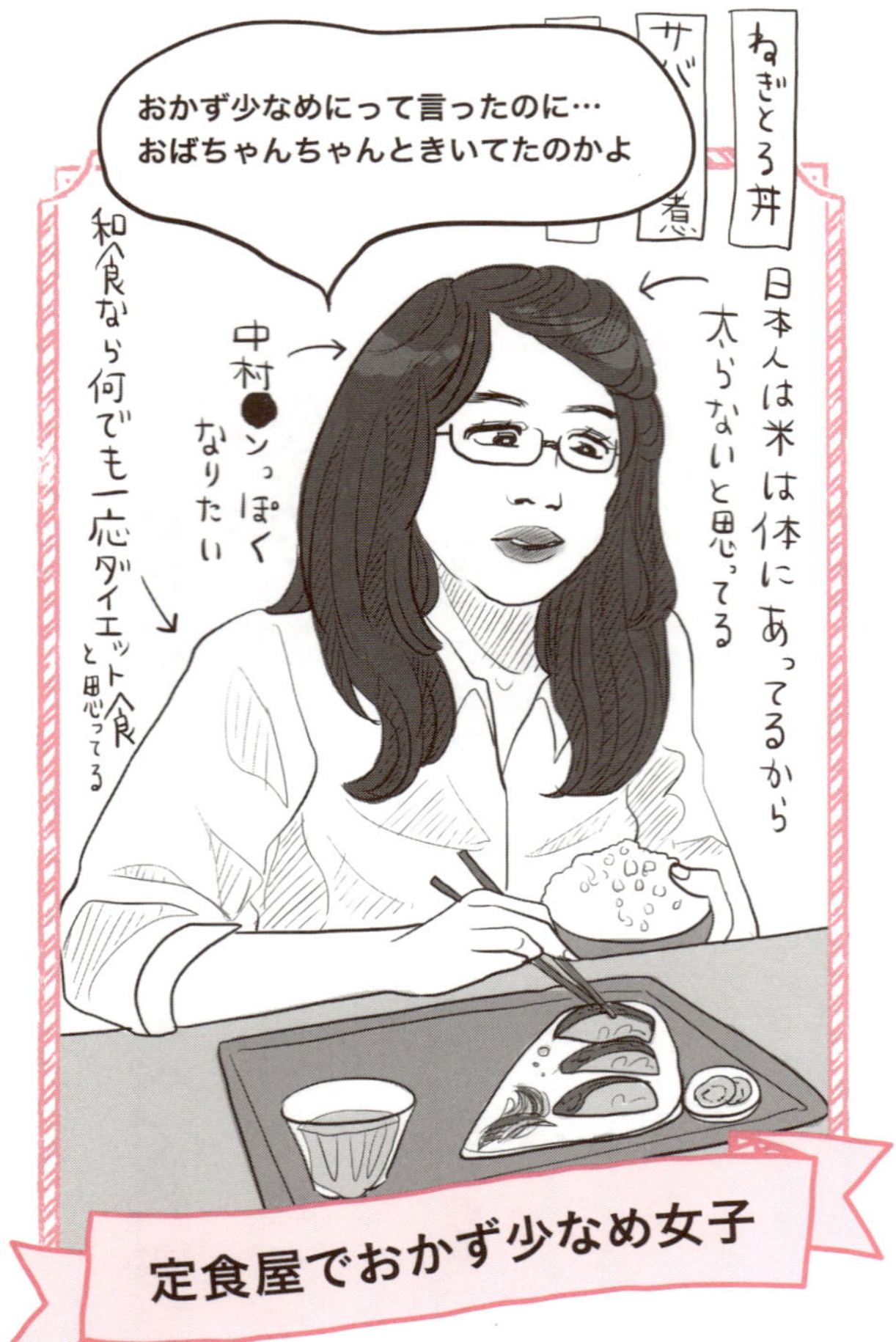


## 定食屋でおかず少なめ女子

**特徴**

- 食事にあまりお金をかけたくない
- 「ライスおかわり自由」に弱い貧乏性
- 「ごはんが進む」がメニュー選びの基準

**DATA**

ビン詰めおかずで大満足

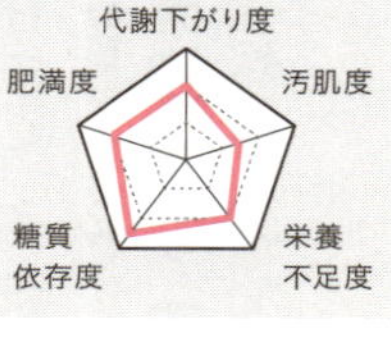

ここを CHANGE

# 小鉢をガンガン追加して、ごはんの量を少なめにする

そのワケ 1

## 品数を増やすことで食事の満足度を上げる

せっかく食事の席についても「あれは食べちゃダメ、これもダメ」状態では、フラストレーションが溜まる一方。食べ方としては、カレー一皿や丼ひとつよりも、**おかずのバラエティに富んだ定食メニュー**を選んだほうが心と体の満足度は断然上がります。

ちなみにカロリーを気にしておかずを少なめにするなら、糖質主体のごはんを少なくするべき。**たんぱく質は手のひら１枚分、そして糖質ベースの食事をしないこと**が基本です。

そのワケ 2

## 小鉢のトッピングで足りない栄養素を補給

代謝を上げて美しくなるためには「いかにカロリーを減らすか」ではなく、**「いかに必要な栄養素をプラスしていくか」**が大切。

たとえば外食で「魚・ごはん・味噌汁・漬物」がセットになった魚定食を頼んだら、「たんぱく質が足りないから納豆と卵を追加、海藻も足りないからひじきの小鉢も……」という具合にどの栄養素が足りていないかを考えて。**代謝＆美養メニューを自分でカスタマイズできるのが定食のよさ**です。



森拓ダイエット格言　小鉢の追加コストはダイエットへの投資と考える

# フレーバー水は、ジュースと同等と心得よ

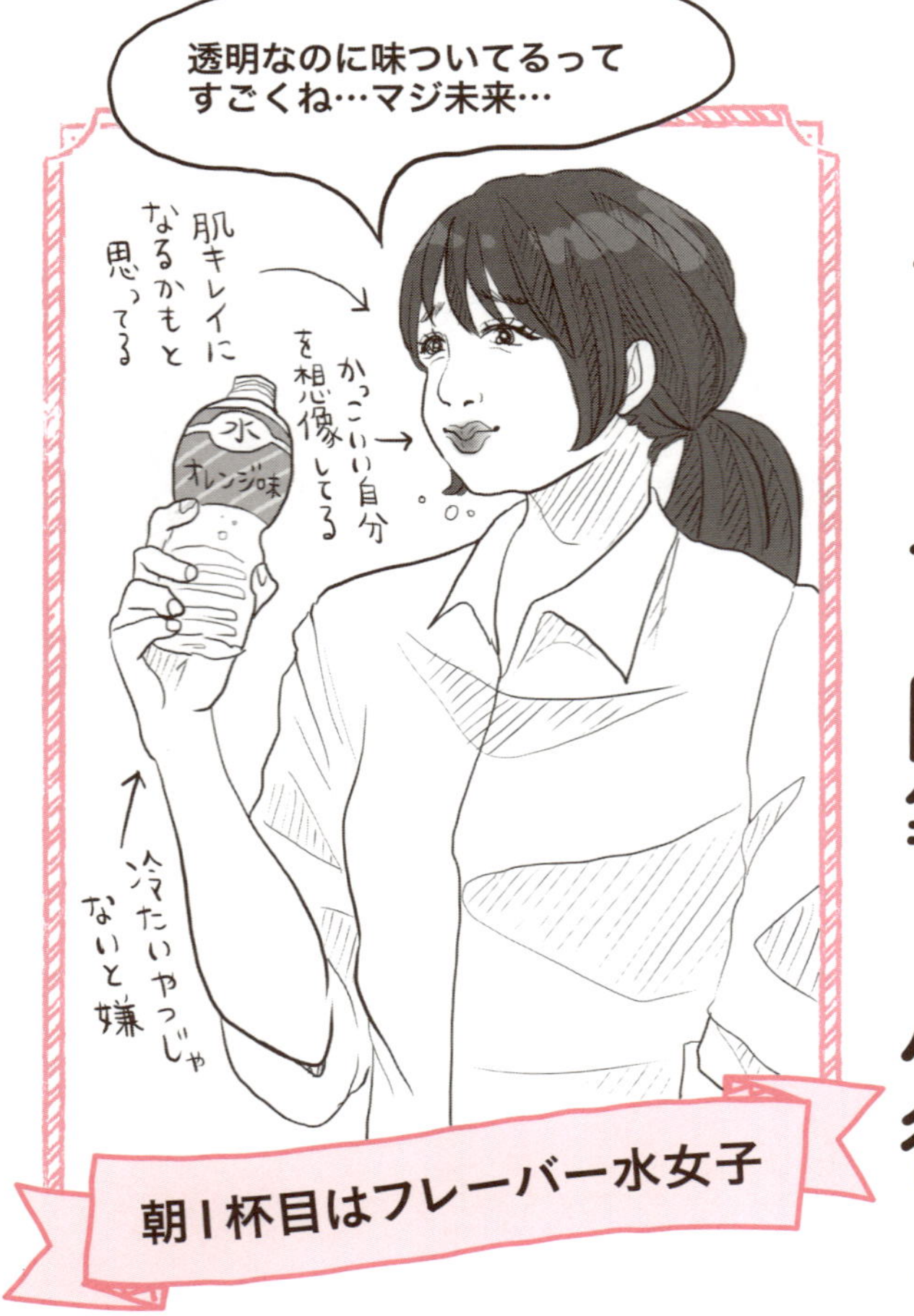
透明なのに味ついてるって
すごくね…マジ未来…
肌キレイになるかもと思ってる
かっこいい自分を想像してる
水
オレンジ味
冷たいやつじゃないと嫌
朝1杯目はフレーバー水女子

**特徴**

- お気に入りはみかん味の水
- 水だからカロリーゼロだと思っている
- デトックスウォーターがマイブーム

**DATA**

味のない水は苦手

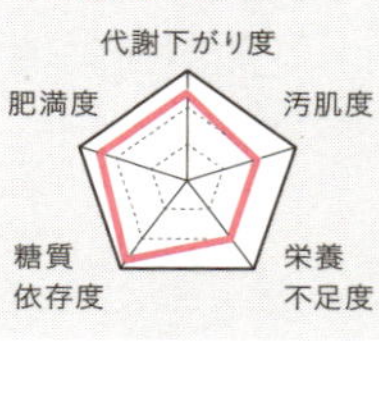

ここを CHANGE

# フレーバー水＝清涼飲料水はやめて本物の水を１杯飲む

そのワケ 1

## プラシーボ効果しかない味つき水＆デトックスウォーター

「目覚めの１杯が体を変える！」こんなふうに、水の力まで借りてどうにかキレイになろうとする女子たちの努力には脱帽します。

いま流行りのデトックスウォーター。「果物や野菜を浸した水から、水溶性ビタミンやカリウム、食物繊維が摂れるので美肌＆デトックスに最高」と賞賛されていますが、**プラシーボ効果以上の効果は出ていない**とハッキリ断言します。もちろんコンビニに並ぶ、**無果汁・砂糖入りのフレーバー水など論外**です。

そのワケ 2

## 白湯《さゆ》・常温・冷水。体に合えば何でもOK

女子の美容習慣といえば白湯。「目覚めにコップ２杯の白湯を飲むと便通がよくなる」といわれるのは、**白湯を飲むことで胃や腸の活動スイッチを入れることができるから。**

ただ私は、白湯だけが特別な健康効果を発揮するとは思えず、**常温でも冷水でも自分が飲みやすい温度を選べばいい**と思っています。むしろ夏の朝などは、**喉通りのよい冷水**のほうが体温を下げてくれる効果があるので、水の吸収力は高まるともいわれています。

## 食べているものを知ることがスタート

無知な消費者を、言葉巧みに惑わせるヘルシー食品たち。本書を読まれて、一体何が真実なのか、逆に混乱してしまった人もいらっしゃるかもしれません。

しかし、考えてもみてください。ヘルシー食品をたくさん食べたからといって、どんどん理想の体になっていくというほうが不自然だということを。

私たちに必要不可欠な食事という行為の大きな目的は、自分の生命を維持することです。私たちは生きるために食べ、そして死なないために余分に摂ったエネルギーを蓄えるようになっているのです。

野生のときから考えれば、こんなに大切な機能はありません。もし、ザルのように食べたものが吸収されずに出ていってしまう体質であったり、食べてもどんどんエネルギーとして消費してしまう体であれば、野生ではすぐに死んでしまうのです。

自然に存在する食べ物を、調理せずにお腹いっぱい食べようとしたとき、実は食べられるものがほとんどないことに気づきませんか？

果物や野菜は、品種改良されているからこそ美味しく食べられますが、本来の野生の形であれば、今のように口当たりのいい味をしていません。そして何より、食べられるものは簡単に手に入らなかったのです。

自然界で肥満になることは、物理的にかなり難しいということがいえます。実際、野生で肥満になる動物はいませんが、人間に飼われている家畜やペットなどは、無理にエサを与えられたり、本来不要な食べ物を与えられたりして、簡単に太ってしまいます。

私たちの体には、野生を生き抜くためにエネルギーを蓄えようとするＤＮＡが未だに存在しています。むしろ、今ではうらやましがられる、食べても食べても太らない、いわゆる代謝がよいといわれる人たちは、飢餓の時代であれば淘汰されていた人種なのです。

いつでも食べるものが手に入る現代では、これらをわかった上で行動をすることが必要です。どうすれば健康になれて、そして自分が理想とする体型になれるかを考える、選択する力と知識が必要なのです。目の前にある食べ物で空腹を満たすだけだったり、ただ口当たりのいい美味しいと思うものを食べたりするだけでは、家畜やペットのように簡単に太る人がほとんどです。

食べることは、生き物として、生命活動のための栄養摂取であるのは当然ですが、人間にとっては「美味しいものを食べる」ことや、人とコミュニケーションをとるための空間という文化でもあります。私がいうのは、この文化としての食事をなくせという意味ではありません。

文化としての食事も素晴らしいですが、それも踏まえた上で、基礎となる食事では、自分にとって何が必要かという知識をもっていないと、選択肢が多すぎて迷ってしまい、最終的に病気や肥満になってしまう恐れがありますよ、ということを注意したいのです。

野生の状態では、肥満にはならないとはいえ、長生きしたり、より健康になることは難しいはずです。ですが、現代の何でも手に入る食文化であれば、日々のほんのちょっとの選択だけで、肥満や不健康になったり、むしろとても健康になったりすることができるということです。つまり、健康も不健康もあなたの選択次第ということです。

世の中には、食べたら即死したり、体調を崩したりするようなものは幸い売られていません。ただちに体に悪影響のあるものを食べてしまうことはないからこそ、日々つくられていく自分たちの体に必要なものを考えて取り入れられるようになれたらと思うのです。

商品のパッケージの表に書いてある売り文句だけを信用せずに、まずは裏面の原材料名や栄養成分表示を見るクセをつけるだけで、第一歩です。細かい内容はわからなくても「何がどれだけ入っているんだろう?」と考えることが重要なのです。

普段、自分が何を食べているのかわからない人が、理想の体をつくれるはずがありません。まずは自分が食べるものを理解しようとするところから始めてみましょう。

「キレイ」の最短ルートは「食」にアリ。

本書が、皆さんの食への興味のキッカケとなり、理想の体をつくる助けとなれれば幸いです。

2016年6月吉日　森 拓郎

# 索引

## 英数字


3大栄養素……16,18,56
AGES……62
αリポ酸……94
BMI……101,102
HSP温浴……121,122
IGF-1……30,143
PMS……135,159


## あ


アーモンド……48
アサイー……44
あじ……160
アビジン……192
アボカド……48,62
亜麻仁油……69,71
アルガンオイル……119
アルコール……175,176
いも類……51,53
イワシ……93
インスリン……27,33,34,62,111,165
インスリン様成長因子……30,143
うどん……26,172
栄養不足……14
栄養補助食品……40
えごま油……69,71
エステ……114
エストロゲン……158,183
オートミール……43
オメガ3……22,69,70,119,161,195
オメガ6……69,70
オメガ9……69,70
オルニチン……94,129
温泉卵……150
温冷浴……121,122


## か


海藻類……51,53,65
解糖……127
牡蠣……185
隠れ肥満……5,106
加工食品……72,74
肩こり……136
カツオ……186
果糖……61,62
下半身太り……158,183
カフェイン……77,93
カルシウム……77,155,163,185
ガルシニア・カンボジア……95
カルニチン……92
カロリー……21,54,56,58,113,145
カロリーゼロ……54
還元型……97
乾燥……82
甘味添加物……59
基礎代謝……21
キノコ類……51,53
ギムネマ……95
キャリパー法……116
吸収……110
胸鎖乳突筋……137,138
魚介類……25,69
筋肉……16,21,106,113

サバ缶……189
サプリメント……41,61,79,90,92
サラダチキン……169,188
しいたけ……51,53,81
脂質……16,18,51,56,121,129,165
脂質代謝モード……18,125
しじみ……94
脂肪細胞……17,85
シミ……82,94
シュウ酸……155
終末糖化産物……62
種子類……51,53
消化……110
脂溶性ビタミン……79,80
ショートケーキ……146
食事制限……15
食事誘発性熱産生……21,67
食品衛生法……47
食品添加物……73,143
植物性たんぱく質……24,98,159,173
植物性油脂……43,69,73
植物油……43
食物酵素……47
食物繊維……39,51,173
除脂肪体重……104,106
女性ホルモン……23,135,159,192
シワ……94,97
人工甘味料……58
新陳代謝……84
睡眠不足……133
水溶性食物繊維……51,98
水溶性ビタミン……79
空腹……125,126
クマ……82
グラノーラ……42,45
グリーンスムージー……38
グルテン……27
グレリン……133
クロロゲン酸……148
月経サイクル……134
血糖値……30,34,58,62,65,95,111,125,147,148
原材料表示……74
減量……109
抗炎症作用……23
抗酸化作用……45,83,94
酵素ドリンク……46
高炭水化物ダイエット……36
紅茶……93,148
コエンザイムQ10……93,96
コーヒー……93,148
ごはん……32,164,167,197
ゴマ……51,53
小松菜……83,154
小麦……27,173
コラーゲン……85,96,119
コルチゾール……133,177
コレステロール……71,135,152
コンビニフード……189

## さ

サウナ……122
魚……24,51,52,161,167,197
サバ……48

低カロリー……15,52,67,169
テストステロン……183
鉄……41,67,155,181
鉄分……155,187
糖質……16,18,29,33,39,45,56,115,121,129,137,175
糖質依存……55,131
糖質制限……33,145
糖質代謝モード……18,125
糖新生……125,126
豆乳……156
豆腐……24,167
動物性たんぱく質……21,24,52,98,144,169
ドライフルーツ……43
トランス脂肪酸……69,70,98

## な

ナチュラルチーズ……162
ナッツ……43,65,194
納豆……24,83,156,197
肉……24,52,92,144
ニラ……83

## は

パスタ……26,169
パン……28,30,125
ハンバーグ……142
冷え性……66
ビオチン……193
ひじき……67,167,197
ヒスタミン……31
スーパーフード……44,48,192
寿司……187
ステーキ……142
ストレスホルモン……177
成分表示表……40
清涼飲料水……199
セルライト……114
線維芽細胞……85,97
咀嚼……30,51,143
そば……172
そば湯……173
ソラレン……61,63

## た

ターンオーバー……85
ダイエット……108,131
代謝……65,77,98,110,121,151,177,183,195,197
大豆……65,67
大豆イソフラボン……157
体内酵素……47
唾液……143
卵……24,48,52,151,152,192,197
炭水化物……16
たんぱく質……16,18,22,24,40,51,56,67,83,106,113,119,125,129,151,169,173,181,185,189,192
チーズ……48,163
チーズケーキ……146
腸内環境……73,98
腸内細菌……59,73,98
チョコレート……194

豆製品 …… 53
豆類 …… 51
マルチミネラル …… 91
水 …… 77,199
味噌 …… 36,49,51,157,167
ミトコンドリア …… 92,120,122
ミネラル …… 21,24,51,64,113,144,171,173,181
むくみ …… 29,114,135,138
免疫力 …… 181,183,185

## や

野菜 …… 53,170,183
野菜ジュース …… 50
やせ期 …… 134
油脂 …… 70
ゆで卵 …… 150

## ら

ラーメン …… 27,170
理想体重 …… 103
緑黄色野菜 …… 51,61,94,171
リンパマッサージ …… 115
ルチン …… 173
レバー …… 48,67,180
レプチン …… 70,133

## わ

ワイン …… 175
ワカメ …… 51,53

ビタミン …… 21,24,51,78,81,113,144,171,173
ビタミンA …… 79,80,83,181,183
ビタミン$B_1$ …… 29,185
ビタミンC …… 41,61,83,91,183
ビタミンD …… 79,80
ビタミンE …… 63,79,80,83
ビタミンK …… 79,80,83
必須脂肪酸 …… 71
美肌 …… 22,60,183
肥満指数 …… 101
非やせ期 …… 134
美容体重 …… 103
貧血 …… 66,181
ファットゾーン …… 190
フィチン酸 …… 157
不飽和脂肪酸 …… 69,71
プラシーボ効果 …… 199
プロセスチーズ …… 162
ブロッコリー …… 182
プロテイン …… 39,40,91
ヘム鉄 …… 67
ヘモグロビン …… 67
ほうれん草 …… 67,154
飽和脂肪酸 …… 69,70
補酵素 …… 21
ポリフェノール …… 44,148
ホルモン …… 16,69

## ま

マグネシウム …… 65,77
マゴワヤサシイ …… 51,52,167

STAFF

イラスト …………………… つぼゆり／川杉早希
装丁・本文デザイン …… 野村友美（mom design）
構成 …………………… 江川知里
校正 …………………… 玄冬書林
編集 …………………… 野秋真紀子（ヴュー企画）
編集統括 ………………… 吉本光里（ワニブックス）

「食事10割」で体脂肪を燃やす

# オトナ女子のための食べ方図鑑

著者 森 拓郎

2016年7月1日 初版発行
2016年7月25日 2版発行

発行者 横内正昭
編集人 青柳有紀
発行所 株式会社ワニブックス
〒150-8482
東京都渋谷区恵比寿4-4-9 えびす大黒ビル
電話 03-5449-2711（代表）
03-5449-2716（編集部）
ワニブックスHP http://www.wani.co.jp/
WANI BOOKOUT http://www.wanibookout.com/
印刷所 凸版印刷株式会社
製本所 ナショナル製本


ISBN 978-4-8470-9459-0

たんぱく質
スーパーフード
ビタミンK
まごわ
やさしい
脂質